O perigo do glúten

Este livro é uma obra de consulta e esclarecimento. As informações aqui contidas têm o objetivo de complementar, e não de substituir, os tratamentos ou cuidados médicos. Os benefícios para a saúde de uma dieta baseada em frutas, legumes, verduras e sementes são reconhecidos pela medicina, mas o uso das informações apresentadas neste livro é de inteira responsabilidade do leitor. Elas não devem ser usadas para tratar doenças graves ou solucionar problemas de saúde sem a prévia consulta a um médico ou a um nutricionista.

Dr. James Braly e Ron Hoggan

O perigo do glúten

Descubra como ele afeta a sua saúde
e previna-se contra seus efeitos

Tradução de
Rosane Albert

Copyright © 2002 James Braly e Ron Hoggan
Copyright da tradução © 2014 Alaúde Editorial Ltda.

Título original: *Dangerous grains – Why gluten cereal grains may be hazardous to your health*

Publicado mediante acordo com Avery, uma empresa do Penguin Group (USA) Inc.

Todos os direitos reservados. Nenhuma parte desta edição pode ser utilizada ou reproduzida – em qualquer meio ou forma, seja mecânico ou eletrônico –, nem apropriada ou estocada em sistema de banco de dados sem a expressa autorização da editora.

O texto deste livro foi fixado conforme o acordo ortográfico vigente no Brasil desde 1º de janeiro de 2009.

PREPARAÇÃO: Valéria Sanalios
REVISÃO: Elvira Castañon, Ana Luiza Candido
REVISÃO DOS APÊNDICES: Thales Bhering
CAPA: Rodrigo Frazão
Imagem de CAPA: Foodonwhite / Shutterstock.com
Projeto gráfico: Rodrigo Frazão

1ª edição, 2014

Impresso no Brasil

CIP-Brasil. Catalogação na publicação
Sindicato Nacional dos Editores de Livros, RJ

B81p
Braly, James
    O perigo do glúten: descubra como ele afeta a sua saúde e previna-se contra seus efeitos / James Braly, Ron Hoggan; tradução Rosane Albert. - 1. ed. - São Paulo: Alaúde, 2014.
    272 p. ; 23 cm.

    Tradução de: Dangerous grains: why gluten cereal grains may be hazardous to your health
    Apêndice
    Inclui bibliografia e índice
    ISBN 978-85-7881-215-7

    1. Nutrição - Aspectos de saúde. 2. Saúde - Aspectos nutricionais. 3. Hábitos alimentares. 4. Hábitos de saúde. 6. Dieta na doença. I. Hoggan, Ron. II. Título.

14-08731   CDD: 612.3
                                                                CDU: 612.3

2022
A Editora Alaúde faz parte do
Grupo Editorial Alta Books
Avenida Paulista, 1337, conjunto 11
01311-200 – São Paulo – SP
www.alaude.com.br
blog.alaude.com.br

Compartilhe a sua opinião sobre este livro usando a hashtag
#OPerigoDoGlúten
nas nossas redes sociais:

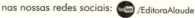

As ideias que inspiraram este livro vieram de muitas fontes. Ao agradecer a alguns que aqui são citados nominalmente certamente deixamos de lado tantos outros que contribuíram com sua feitura, portanto pedimos desculpas pela negligência forçada devido à limitação do espaço. Entre os que muito contribuíram, destacam-se Don Wiss, Jonathan Wright, Bob Machon, Ashton Embry, Anthony Marini, Garth Benson e Michael N. Marsh. Agradecemos também às nossas famílias; a Betty Hoggan, que contribuiu com sua constância e fé necessárias para seguirmos adiante, e a Zack e Rachel Braly, pelo apoio carinhoso e inspiração.

Nosso muito obrigado também aos inúmeros e dedicados pesquisadores do glúten e das doenças celíacas de todas as partes do mundo que muito nos ensinaram e validaram nossa jornada de descobertas. Um agradecimento especial e póstumo ao dr. Theron Randolph, médico e pioneiro na clínica de alergia alimentar ligada ao ambiente, com atuação por mais de vinte anos.

Finalmente, somos gratos às pessoas que generosamente nos permitiram incluir suas histórias com o glúten para colaborar com nossa crescente pesquisa sobre o assunto.

Sumário

Apresentação   9

Prefácio   17

Introdução   23

1. Cereais e pessoas: uma incompatibilidade evolucionária   41

2. Tipos de doença celíaca e sensibilidade não celíaca ao glúten   59

3. Como determinar os riscos com atitudes proativas   70

4. Exames para todos os tipos de sensibilidade ao glúten   85

5. A vida sem glúten   101

6. Relação do glúten com o câncer   130

7. Glúten, mimetismo molecular e doença autoimune   142

8. Osteoporose e glúten — 159

9. Distúrbios mentais e glúten — 169

10. Doenças intestinais e glúten — 185

11. Daqui, para onde vamos? Pesquisas, teorias e tratamentos — 194

Apêndice A. Sinais e sintomas comuns da doença celíaca — 206

Apêndice B. Fontes ocultas de glúten — 208

Apêndice C. Doenças autoimunes frequentemente encontradas na doença celíaca — 210

Apêndice D. Lista de problemas de saúde associados ao glúten — 211

Apêndice E. Pensadores pioneiros e tendências alimentares — 227

Referências bibliográficas — 234

Índice remissivo — 265

Apresentação

O trigo e outros cereais estão lhe fazendo mal?

A tradição religiosa o chama de "Pão da Vida". A maioria da população come pão diariamente e ele está presente numa oração bem conhecida: "O pão nosso de cada dia nos dai hoje". Mas o crescente e inegável número de pesquisas (analisadas neste livro por meu amigo e colega dr. James Braly e seu parceiro Ron Hoggan) nos diz que nosso pão de cada dia – particularmente o trigo – pode estar prejudicando 90 milhões de americanos e ser a causa de doenças silenciosas que atingem mais de 10 milhões de pessoas.

Como isso? Não nos disseram, muitas e muitas vezes, que os cereais, particularmente os integrais, são uma parte fundamental da alimentação saudável e devem ser ingeridos diariamente? Isso não faz parte do atual "Evangelho da Boa Nutrição"?

Não se pode negar que os cereais integrais fornecem boa nutrição para alguns, mas ainda é mais verdadeiro afirmar que não existe nenhum alimento que seja bom para todos. Quem não conhece o ditado que diz que o que é alimento para uns é veneno para outros?

Há anos vem sendo constatado que determinados cereais integrais (trigo, centeio, cevada, espelta, triticale, kamut e possivelmente a aveia) são os causadores da doença celíaca. Essa doença do trato intestinal pode ser branda (gases, distensão abdominal, fezes moles) ou grave (má absorção dos alimentos, perda de peso, má nutrição), e pode ser prevenida/tratada pela eliminação completa desses cereais da alimentação. Mas a doença celíaca não é rara? Se menos de um em cem americanos é diagnosticado com esse problema, por que o restante da população deveria se preocupar com isso?

Ao longo das duas ou três últimas décadas, em ritmo acelerado os pesquisadores têm demonstrado que as proteínas prejudiciais presentes nesses cereais (como o glúten, a gliadina e as gluteninas) podem causar sintomas, e algumas vezes até doenças, em quase todas as partes do corpo, *e mesmo assim não envolver o trato intestinal de modo algum!* Esses distúrbios são silenciosos, muitas vezes chamados de "doenças e sintomas ligados à sensibilidade não celíaca ao glúten"; "sintomas e doenças ligados à sensibilidade ao glúten"; ou simplesmente "sensibilidade ao glúten". A última definição abrange a doença celíaca, mas não se limita a ela. Inclui também problemas causados pela sensibilidade a subfrações proteicas como a gliadina e as gluteninas.

A extensão do problema é muito maior do que se imaginava dez anos atrás. Uma lista de mais de 150 doenças e sintomas associados à sensibilidade ao glúten e outras proteínas dos cereais, elaborada por destacados pesquisadores, encontra-se no apêndice D deste livro (veja na p. 211).

Tomei consciência do largo alcance da sensibilidade ao glúten na década de 1980, quando li *Relatively Speaking*, um livro publicado originalmente na Austrália e republicado nos Estados Unidos com o título *Your Family Tree Connection* (infelizmente, esse texto clássico e básico para médicos ou estudantes de medicina está esgotado, mas pode ser encontrado pela internet em sites de livros usados). Escrito pelo dr. Christopher Reading e Ross Meillon, ele descreve o trabalho de detetive de Reading para desvendar as causas de sintomas "indiagnosticáveis" por meio do exame detalhado do histórico familiar de saúde.

Quando estive na Austrália no final dos anos 1980, tive a oportunidade de visitar o consultório do dr. Reading, em Sydney. Em uma das paredes havia um quadro que, mesmo hoje, seria surpreendente para qualquer profissional ligado à saúde: uma lista de mais de cem pessoas que haviam procurado o dr. Reading por suporem que sofriam de lúpus (lúpus eritematoso sistêmico, LES). Todas haviam tido sintomas (febre, dores nas articulações e erupções cutâneas, eram os mais comuns) e exames de sangue positivos. Depois de consultá-lo, porém, todos que estavam na lista ficaram livres dos sintomas e seus exames de sangue passaram a dar negativos por cinco anos ou mais! Isso mesmo: mais de cem pessoas *curadas* de lúpus nos anos 1980. Mesmo nos Estados Unidos, em 2002, qualquer especialista diria que isso era impossível e acabaria por prescrever prednisona, uma versão perigosa e sintética da molécula natural cortisona.

Como o dr. Reading conseguiu a cura? O programa dele incluía a *eliminação total de cereais* da alimentação, exceto o arroz e o milho (eliminava também o leite e seus derivados e incluía uma pesada suplementação nutricional via oral e intravenosa).

Quando voltei aos Estados Unidos, fui à biblioteca médica da universidade, onde achei um artigo curto mas intrigante no *Lancet*, jornal médico inglês. O autor destacava que muitas doenças autoimunes partilhavam um marcador genético chamado "HLA-B8", muito mais comum do que se poderia esperar pelo acaso. A lista de doenças ligadas ao HLA-B8 era a seguinte:

Anemia hemolítica autoimune
Anemia perniciosa
Asma infantil
Colite ulcerativa
Dermatite herpetiforme
Diabetes insulinodependente
   (tipo 1)
Diabetes melito (tipo 2)
Doença celíaca
Doença de Addison

Doença de Graves
Esclerodermia
Hepatite crônica autoimune
Lúpus eritematoso
   (sistêmico)
Miastenia gravis
Polimialgia reumática
Síndrome de Sjögren-Larsson
Tirotoxicose
Vitiligo

O foco principal do autor era que todas essas doenças, exceto a doença celíaca, eram doenças autoimunes, que se acredita serem provocadas por uma "reação interna do corpo contra ele mesmo". Mas já se sabia que a doença celíaca é causada por um agente externo, o glúten (incluindo também a gliadina e as gluteninas). O autor se perguntava: "Poderia esse agente externo, a sensibilidade ao glúten, estar envolvido também como causa das outras doenças ligadas ao HLA-B8?"

Eu achava que o dr. Reading tinha provado que essa era a causa do lúpus eritematoso sistêmico (LES) ao ajudar mais de cem pessoas a se curar da doença eliminando (entre outras coisas) completamente da dieta todos os cereais que contivessem glúten. Assim, desde os anos 1980, toda vez que alguém me consulta devido a qualquer um desses distúrbios, recomendo que deixe de comer cereais que contenham glúten (recomendo também que não consuma leite e derivados, que faça testes mais abrangentes para a detecção de alergias e dessensibilização, exames gástricos, consuma grandes quantidades de ácidos graxos essenciais ômega-3, muitas vitaminas via oral e intravenosa e suplementações minerais, além de fazer o teste e o tratamento com DHEA [desidroepiandrosterona] e testosterona. Não cabe aqui uma explicação completa).

Os resultados têm sido fantásticos (se comparados ao "tratamento convencional", que consiste normalmente em prescrições de prednisona e outros remédios destruidores do sistema imunológico). Embora nem todos tenham se curado das doenças ligadas ao HLA-B8, uma porcentagem alta tem apresentado melhora considerável ou remissão completa. A exceção tem sido o diabetes tipo 1, em que as ilhotas pancreáticas destruídas não podem mais ser regeneradas, nem mesmo com uma dieta sem glúten, e é preciso continuar o tratamento com insulina. Mas, sem a eliminação permanente dos cereais com glúten, a eficácia do restante do programa não chegaria nem perto do resultado alcançado para qualquer um desses problemas.

Este livro me lembrou de que a sensibilidade ao glúten se estende para muito além da doença celíaca e das doenças ligadas ao HLA-B8 relacionadas acima. O dr. Braly e o senhor Hoggan calculam que 90 milhões de americanos podem ter sensibilidade não celíaca ao glúten. Eles escreveram que a sensibilidade não diagnosticada ao glúten, gliadina e outras proteínas presentes em certos cereais é a causa principal de muitos cânceres, doenças autoimunes e neurológicas, síndromes de dores crônicas, perturbações psiquiátricas e cerebrais e morte precoce. Há também uma ligação causal clara com alguns casos de osteoporose, epilepsia, dificuldade de aprendizagem, transtorno de déficit de atenção, infertilidade, abortos, nascimentos prematuros, doença crônica do fígado e baixa estatura.

Eles também apresentam listas completas de outros sintomas e doenças ligados à sensibilidade ao glúten. Embora qualquer pessoa possa lê-lo sem dificuldades, este livro traz 383 referências para profissionais de saúde e estudantes empenhados em aprender.

O dr. Braly é, há muito tempo, pesquisador clínico de alergia, sensibilidade e saúde. Ele enfatiza que quem tem sensibilidade ao glúten também apresenta sensibilidade a outros alimentos e, frequentemente, até a muitos deles. Eu concordo plenamente com essa visão de que as sensibilidades ao glúten/gliadina/glutenina (juntamente com a sensibilidade ao leite e derivados) são muitas vezes "básicas" ou "fundamentais", que podem então levar ao desenvolvimento de muitos outros problemas. Quando se encontra o diagnóstico, devem ser feitos testes alérgicos abrangentes. Mas, mesmo que técnicas de dessensibilização possam ter sucesso na eliminação de outras alergias e sensibilidades, ninguém deve tentar esse processo com as sensibilidades ao glúten/gliadina/glutenina para ficar bem. Essas proteínas é que devem ser eliminadas permanentemente da dieta de quem é sensível a elas.

Lembre-se, a sensibilidade ao glúten inclui a doença celíaca, mas não se limita a ela. Apesar de o "padrão de excelência" para aferir a doença celíaca seja a biópsia de tecido intestinal seguida da avaliação de qualquer mudança no tecido biopsiado, muitos sintomas e doenças ligados à sensibilidade ao glúten relacionados em *O perigo do glúten* não são acompanhados de mudanças no intestino. Infelizmente, a medicina convencional ainda não aceita esse fato documentado pela pesquisa, mesmo que profissionais convencionais tenham descoberto ser esse o caso da dermatite herpetiforme (outra doença ligada ao HLA-B8). Mesmo que as biópsias intestinais muitas vezes apresentem resultado normal em pacientes com dermatite herpetiforme, o problema sempre se resolve completamente com a estrita eliminação dos cereais que contêm glúten.

Felizmente, o desenvolvimento de exames de sangue acurados para a sensibilidade ao glúten tornou o diagnóstico muito mais fácil e tem ajudado a pesquisa. Antes de citar brevemente os exames de sangue (que estão bem mais detalhados nas páginas a seguir), lembre-se de que o dr. Chris Reading descobriu muitas das ligações de doenças e sintomas com a sensibilidade ao glúten ao examinar árvores genealógicas para detectar sintomas e doenças. Armado de um exemplar de *O perigo do glúten* para verificar a lista abrangente de doenças e sintomas, é possível reconstruir o histórico médico da própria árvore genealógica e fazer uma avaliação consciente sobre o risco de ter algum problema relacionado ao assunto.

Atualmente, o exame de sangue mais sensível e específico é a "transglutaminase tecidular" (tTG). É o que eu uso desde que ficou disponível em 1999. Outros exames são: "anticorpos antiendomísio" (EMA), que verifica principalmente anticorpos "de vida curta", e "anticorpos antigliadina" (AGA), que verifica anticorpos IgG "de vida mais longa", assim como anticorpos IgA.

Muito importante: não temos anticorpos para algum tipo de problema se não tivermos sido expostos a ele! Se alguém estiver evitando todos os cereais com glúten, o resultado do teste será negativo, mesmo se a pessoa for realmente sensível ao glúten.

Por que os cereais com glúten são uma ameaça à saúde

Como mencionamos anteriormente, o pão tem sido chamado de "Pão da Vida", mas as pesquisas mostram que a agricultura e o cultivo de cereais é recente: data de no máximo entre 10 e 15.000 anos atrás. Mas a humanidade habita este planeta há muito mais tempo do que isso, ou seja, por mais de 2 milhões de anos, nossos ancestrais caçadores-coletores não se alimentavam de grão algum! A agricultura e o consumo de cereais estão presentes em cerca de 0,5 por cento ou menos da história da humanidade, e muitos ainda não se adaptaram a esse estilo de vida, especialmente ao glúten (o milho e o arroz, apesar de não conterem glúten, provocam um conjunto próprio de problemas).

Isso não é "apenas teoria". Arqueólogos e outros pesquisadores descobriram que o consumo de cereais surgiu no Oriente Médio

(Mesopotâmia) e espalhou-se pela baía do Mediterrâneo em direção ao norte, pela Europa. Como a sensibilidade ao glúten pode causar ou contribuir para a infertilidade, abortos espontâneos recorrentes, amenorreia (ausência de períodos menstruais) e peso baixo ao nascer, possivelmente sobreviveram menos pessoas com a característica genética do HLA-B8 nas áreas que conviveram com cereais à base de glúten/gliadina em primeiro lugar (e portanto por mais tempo). Este é, de fato, o caso: a mais alta porcentagem de pessoas que ainda têm marcadores genéticos para HLA-B8 (e outras sensibilidades ao glúten) é encontrada em áreas da Europa mais distantes do local de origem dos cereais contendo glúten.

Se permanecermos ignorantes da tendência genética humana ligada ao grão contendo glúten (lembre-se, essa tendência não ocorre em todas as pessoas, mas em uma grande porcentagem), vai demorar bem mais do que outros 10.000 anos até que o consumo desses alimentos elimine do reservatório genético a sensibilidade a eles. Nesse espaço de tempo, haverá mais doenças, sofrimento e mortes prematuras, mesmo com nosso conhecimento atual.

Se tiver qualquer suspeita de que o glúten pode estar contribuindo para seus sintomas ou doença, *leia este livro até o fim*! Depois, consulte um profissional de saúde capacitado, que conheça a medicina nutricional e alergênica. Entretanto, não deixe de levar um exemplar deste livro com você para emprestar a seu médico (a menos que ele seja o próprio dr. Braly), porque ao lê-lo ele vai aprender muito, como eu aprendi. Se você descobriu que tem um sintoma ou uma doença ligada à sensibilidade ao glúten e sentiu-se melhor depois de eliminá-lo da alimentação (juntamente com outros alimentos desencadeadores de alergias e sensibilidades), dê um exemplar deste livro para alguém que necessite. Lembre-se: o dr. Reading "descobriu tudo" sem biópsias intestinais ou exames de sangue, apenas fazendo o exame cuidadoso de árvores genealógicas.

Your Family Tree Connection foi o primeiro livro a trazer ao público informações úteis sobre os riscos do glúten para a saúde. Em *O perigo do glúten*, James Braly e Ron Hoggan nos dão um quadro atualizado e ampliado dos problemas de saúde desencadeados pelo consumo do glúten – problemas que afetam tantas pessoas, mas, por serem "silenciosos", apenas poucas sabem que existem.

Dr. Jonathan V. Wright
Diretor da clínica Tahoma
Kent, em Washington

Autor de *Why Stomach Acid is Good for You* (2001, em parceria com Lane Lenard); *Maximize Your Vitality and Potency* (1999, em parceira com Lane Lenard); *The Patient's Book of Natural Therapy* (1999, em parceira com o dr. Alan R. Gaby); *Natural Hormone Replacement for Women Over 45* (1997, em parceria com John Morgenthaler); *Nutrition & Healing Newsletter* (www.tahomaclinic.com).

Prefácio

A história pessoal e familiar de cada pessoa fornece fortes evidências dos riscos da ingestão de glúten e da sutileza e variabilidade de seu impacto devastador na saúde. Nossa pesquisa foi motivada por nossas próprias jornadas em busca de bem-estar e pelos problemas vividos por membros de nossas famílias.

Ron Hoggan

Passei anos sem saber a causa do meu desconforto físico. Simplesmente assumi que os outros se sentiam da mesma forma. Já me chamaram de emotivo, chato, exigente, carente e hipocondríaco. Fui diagnosticado com úlcera, problemas com o apêndice e dano neurológico irreversível relacionado à perda parcial da audição. Eu tinha também uma longa história de dor crônica nas costas e nas pernas, que eu atribuía a lesões e à idade. Aceitei os tremores das mãos e a azia crônica como reflexos da minha natureza nervosa.

Todas essas dificuldades atingiram o nível mais crítico em uma manhã de dezembro, em 1994, quando fui diagnosticado com doença celíaca. Um tubo de fibra óptica, o endoscópio, foi enfiado na minha boca, passando pela garganta e pelo estômago até atingir a parte superior do intestino delgado. Com esse instrumento, foram colhidas amostras de tecido para verificar se eu tinha câncer. Felizmente, não havia sinais de malignidade. Enquanto esperava o relatório do patologista para confirmar suas suspeitas, o médico me disse que era quase certo que eu sofria de doença celíaca e que deveria seguir uma dieta sem glúten para o resto da vida.

Ao eliminar o trigo, o centeio, a aveia e a cevada da alimentação, meu mundo ficou bem melhor. Mais de sete anos depois, agora me sinto inteiro e saudável. A dor crônica de uma lesão no joelho ocorrida mais de dez anos antes do meu diagnóstico gradativamente desapareceu. Sem tratamento, a doença celíaca aparentemente interferia na recuperação. Antes do diagnóstico, às vezes eu precisava de bengala para caminhar. Agora a bengala está acumulando poeira no sótão. A visão e a audição também melhoraram, e sofro menos dores de cabeça e de coluna. A frequência e a gravidade do refluxo ácido diminuíram. Não sinto mais frio o tempo todo.

Depois de eliminar os cereais com glúten, percebi como tinha passado a maior parte da vida me sentindo incomodado e doente. O bem-estar recém-descoberto me levou a procurar meios para manter e melhorar a saúde. Tinha aprendido que esses distúrbios múltiplos e crônicos, que muitas vezes não respondem a tratamentos convencionais, são característicos em pessoas sensíveis ao glúten e com intolerâncias alimentares. Como parte da minha busca pelo bem-estar, passei por testes para detectar alergias alimentares comuns no laboratório onde o dr. Braly, coautor deste livro, era diretor. O procedimento, chamado exame de sangue ELISA IgG, levou a novas limitações na minha alimentação. Embora as restrições fossem muito difíceis no início, agora eu me considero afortunado – a maioria das pessoas com doença celíaca jamais é diagnosticada.

Apesar de pesquisas consideráveis indicarem um risco de câncer assustador entre as pessoas com doença celíaca não tratada e relatórios recentes indicarem que quase 1 por cento da população aparentemente saudável nos Estados Unidos é afetada por essa doença, atualmente, ela é considerada rara e de pouca importância por grande parte dos profissionais de saúde. Essa visão está perigosamente fora de sintonia com a literatura médica. Acredito que essas crenças ultrapassadas custaram a vida do meu irmão. Eu ficaria sabendo depois que todos os parentes em primeiro grau também têm alto risco para essa doença potencialmente mortal e transmitida geneticamente, por isso, assim que fui diagnosticado, meu irmão, minha mãe e meus filhos deveriam ter sido aconselhados a fazer os exames.

Infelizmente isso não foi feito, e cerca de dez meses depois meu irmão, Jack, foi diagnosticado com linfoma não Hodgkin. O maior, provavelmente o tumor primário, estava localizado perto do rim. Apesar de muitas conversas, inclusive de pedidos repetidos feitos por mim e meus irmãos, os médicos resistiram a fazer exames para doença celíaca argumentando que o tumor não era no intestino e que o linfoma era a preocupação prioritária. Nenhum exame de diagnóstico foi feito. Meu irmão morreu em 18 de novembro de 1996. Seu linfoma pode ter sido resultado de uma doença celíaca não tratada, e nesse caso ele poderia ter se recuperado, como aconteceu com outros pacientes, com uma combinação do tratamento convencional para câncer e uma dieta apropriada. Devido à ignorância generalizada sobre a doença celíaca e seu papel em muitos tipos de linfoma, meu irmão não seguiu a dieta sem glúten para ajudá-lo na luta contra o câncer. Disseram-lhe tola e incorretamente que essa dieta era nutricionalmente inadequada e poderia comprometer suas chances de recuperação.

Minha filha

Quando Kyra estava com 24 anos, ela visitou o mesmo especialista que diagnosticara minha doença celíaca. Ele conduziu o exame com o endoscópio para a coleta de amostras da parede do intestino. O patologista, especialista que examina essas biópsias com um microscópio, notou um espessamento na parede do intestino. Apesar do grande volume de pesquisas indicar que esse espessamento é consistente com a doença celíaca, esse diagnóstico foi descartado porque não foi encontrada nenhuma lesão mais séria.

Uma segunda opinião levou ao diagnóstico de doença celíaca, mas antes disso Kyra passara muitos meses com depressão, letargia e dor abdominal.

Mais tarde, ela escreveu um artigo profundo sobre sua luta, publicado na edição de verão da *Sully's Living Without*, uma revista dedicada às pessoas que têm sensibilidade alimentar ou a determinadas substâncias químicas.

James Braly

Quando eu era criança, sofri muito com dores de cabeça provocadas pelo leite de vaca. Desde que reduzi drasticamente o consumo, faz quarenta anos que não tenho mais nenhuma enxaqueca. Porém, quando exagero no queijo, minhas articulações e minha lombar começam a doer. Sem derivados do leite, nada de dores.

Anos atrás, enquanto treinava para maratonas, eu começava meu dia com um café da manhã farto: uma caneca de café e torradas de trigo integral ou de centeio. Em seguida, fazia uma corrida de 16 quilômetros. Quase invariavelmente, quando comia pão no café e depois me exercitava vigorosamente, eu acabava com uma coceira desesperadora na parte de cima das costas, peito, pescoço, rosto e couro cabeludo, ficando agoniado por uma ou duas horas. Logo descobri que era o glúten da farinha de trigo ou do centeio que desencadeava a urticária depois do exercício.

Hoje, se eu tomar o café da manhã sem pão, o exercício não me provoca urticária. Embora ainda não sofra de doença celíaca, definitivamente tenho sensibilidade ao glúten, que se manifesta quando me exercito. Além disso, se trapaceio comendo pães ricos em glúten, panquecas, *waffles* ou rosquinhas, com ou sem exercício, meu abdome estufa quase imediatamente. Eu me vejo discretamente afrouxando um ou dois furos do cinto para conseguir respirar. Evidentemente, sem glúten o inchaço não acontece. Por último, percebi ao longo dos anos que, ao exagerar na ingestão de cereais com glúten, experimento invariavelmente uma tosse persistente que desaparece depois de um dia ou dois com a dieta sem glúten.

Meu filho, Zack

Dos 5 aos 6 anos, Zack frequentemente se queixava de dores ósseas e musculares intensas bem embaixo de um joelho ou dos dois, que duravam horas. A dor incomodava tanto que o impedia de dormir à noite. Eu me lembro de que eu e a mãe dele passávamos horas esfregando suas pernas para lhe dar um pouco de alívio. O médico me assegurava que eram "dores do crescimento", que sumiriam com o tempo. Além da dor na perna, Zack, como eu na infância, sofria de enxaquecas, com dores de cabeça unilaterais.

Zack também era muito baixo, uma criança franzina em seus primeiros seis anos de vida: seu peso e altura estavam sempre 10 por cento abaixo do padrão de sua faixa etária. Suspeitei de que alguma coisa em sua alimentação estava retardando seu crescimento e intuitivamente sabia que ele não cresceria até que modificássemos sua dieta.

Quando eliminamos o trigo e outros cereais com glúten, as dores da perna desapareceram radicalmente e não voltaram (a menos que ele coma espaguete); ele passou a crescer rapidamente. Nos dois primeiros meses da dieta rígida sem glúten ele cresceu assustadoramente 5 centímetros. Hoje, sua altura e peso ficam na média superior de sua faixa etária. As dores de cabeça ocorrem raramente, se é que acontecem. As dores de cabeça e da perna provocadas pela alimentação agora são coisas do passado.

Nossas experiências pessoais, juntamente com as batalhas travadas por nossos entes queridos, nos levaram a áreas de pesquisa que de outra forma não teríamos levado em consideração. Descobrimos agora que essa pesquisa fez soar o alarme e chamou a atenção para a nutrição e os exames de leitores preocupados com a saúde e o impacto da dieta moderna ocidental.

Chegamos a percepções que não teriam sido possíveis se continuássemos com a tendência pró-glúten. Nossa pesquisa nos ensinou a respeitar o dr. Willem K. Dicke, o dr. Theron Randolph e o dr. Curtis Dohan, cujos trabalhos pioneiros serviram de base para o entendimento dos riscos do trigo para a saúde. Tivemos também o privilégio de ter acesso às memórias enciclopédicas do dr. Loren Cordain e do dr. Michael N. Marsh, que preencheram a lacuna existente entre as teorias e as aplicações práticas, desbravando o caminho para o bem-estar das pessoas. O trabalho deles tem ajudado a ciência médica a dar um salto à frente na compreensão da doença celíaca e de diversas doenças autoimunes, com ênfase especial na relação entre o glúten, o sistema imunológico, o diabetes insulinodependente e a doença autoimune da tireoide.

Nossa pesquisa também revelou a origem de muitos, talvez da maioria, dos casos modernos de osteoporose, osteomalacia e outras doenças ósseas. Mais de 70 por cento dos pacientes celíacos sofrem de enfraquecimento dos ossos. Descobrimos como aqueles que sofrem de diversas doenças gastrintestinais altamente predominantes, como aftas, câncer, síndrome do intestino irritável, doença de Crohn, colite ulcerativa e refluxo esofágico, obtêm melhora com a dieta sem glúten.

Nossas jornadas de descobertas agora se tornaram uma busca conjunta para fazer soar nosso alerta sobre os perigos de uma alimentação rica em glúten. Esperamos que você continue a nos ouvir.

Introdução

Ao começar a ler este livro, você dará um passo importante para aprender como controlar a saúde e o bem-estar. Sua jornada de descobertas começa antes da civilização humana, antes mesmo do início das plantações e das cidades, há cerca de 10.000 anos. Vamos levá-lo até os primatas pré-humanos. À medida que a exploração for prosseguindo, vamos apresentá-lo à pesquisa de ponta que trata das evidências do tipo de alimentação encontradas nos ossos e dentes de nossos ancestrais hominídeos, que já caminhavam sobre duas pernas e habitavam a Terra há mais de 2,5 milhões de anos. Destacamos a convergência entre as pesquisas médica e arqueológica modernas, que fornecem a base de muitas das ideias que apresentamos aqui. Para falar a verdade, continuamos surpresos com o que descobrimos.

Esperamos que você use esse conhecimento como trampolim para melhorar radicalmente a saúde e ao mesmo tempo reduzir o risco de desenvolver muitas das enfermidades causadas ou agravadas pela ingestão dos cereais que contêm glúten.

Anualmente, são plantados e consumidos mais de 600 milhões de toneladas de trigo, o cereal mais rico em glúten, o que faz dele o grão mais consumido no mundo, bem à frente do arroz e do milho. Mas é esse cereal, juntamente com seus primos, o centeio e a cevada, que coloca dezenas de milhões de pessoas diante do risco de morte prematura e enfermidades silenciosas, como as doenças autoimunes, o câncer e a osteoporose. O impacto perigoso do glúten não apenas levanta questões de saúde nos Estados Unidos e Canadá, como carrega profundas implicações na morbidade e mortalidade de muitas populações mundiais viciadas na ingestão diária do trigo.

Nas pessoas geneticamente predispostas à sensibilidade ao glúten, comê-lo traz efeitos prejudiciais graves ao sistema imunológico. Os cereais com glúten muitas vezes desencadeiam doenças autoimunes, como o diabetes insulinodependente e o hipotireoidismo, em que o sistema imunológico em vez de proteger o corpo, vira-se agressivamente contra ele, causando doenças crônicas e potencialmente fatais. Além disso, o glúten e os derivados do leite contêm substâncias semelhantes à morfina, que afetam o comportamento, causam dificuldade de aprendizagem, provocam alterações emocionais e de humor e desencadeiam ou agravam doenças neurológicas. Essas drogas derivadas dos alimentos modificam até o funcionamento do sistema imunológico e, em consequência disso, aumentam tremendamente o risco de se desenvolver diferentes tipos de câncer.

No final do livro fornecemos referências científicas detalhadas separadas por capítulos, assim, se quiser, poderá confirmar nossos achados em literatura científica e médica cuidadosamente selecionada. Há informações que garimpamos em nossa experiência clínica e pessoal, com relatos reais de pessoas comuns que sofreram muitos dos sintomas e enfermidades causados pela ingestão de cereais com glúten, os quais, até muito recentemente, eram considerados universalmente saudáveis.

O que é glúten e como ele causa doenças

Certos cereais frequentemente ingeridos pelas pessoas podem fazer o sistema imunológico reagir patologicamente a proteínas específicas. As proteínas causadoras de doenças são encontradas nas sementes de trigo, centeio, cevada, espelta, kamut e triticale. Essas proteínas são convencionalmente chamadas de "glúten", e os cereais que contêm essas proteínas são chamados de "cereais com glúten".

O glúten é formado por diversas subfrações ou famílias de proteínas. O nome científico para a mais estudada dessas subfrações é a "gliadina", encontrada em todos os cereais que contêm glúten, exceto na aveia. Curiosa e tragicamente, a gliadina muitas vezes faz o sistema imunológico reagir como se ela não fosse um componente alimentar nutritivo, mas sim um inseto invasor ou um micróbio. Ou, ainda pior, como se não pudesse ser distinguida de um tecido orgânico encontrado no corpo. Os efeitos do glúten no sistema imunológico, bem como as deficiências nutricionais profundas que tão frequentemente acompanham a sensibilidade ao glúten, contribuem para o aparecimento de muitas doenças modernas, todas explicadas ao longo deste livro.

Hoje, essas reações imunes anormais podem ser facilmente identificadas por exames laboratoriais e clínicos. O resultado do exame pode ser usado para ajudar a identificar o risco de desenvolver doenças concretamente relacionadas ao glúten. Os exames também identificam relações causais entre doenças, sintomas e o consumo do glúten; a prevenção e a reversão de tais doenças seguem frequentemente uma dieta rígida sem glúten.

O que é doença celíaca?

Embora os pesquisadores médicos já saibam há mais de cinquenta anos que o trigo e seus parentes próximos causam a doença celíaca, a maioria ainda trabalha por uma compreensão mais completa dessa enfermidade intrigante.

A doença celíaca, às vezes chamada de "sprue celíaco", é uma doença geneticamente influenciada, resultante da ingestão do glúten. Mais especificamente, a doença celíaca é uma enfermidade em que o revestimento do intestino delgado, chamado de mucosa intestinal, fica cronicamente prejudicado pelas proteínas do glúten, bem como sua interação com o sistema imunológico.

Até 1990 na Europa e até 1996 nos Estados Unidos, a doença celíaca era erroneamente considerada muito rara. Deste lado do Atlântico, acreditava-se que atingisse um em cada 4.850 americanos e canadenses. Graças aos novos exames de laboratório, sabemos agora que a doença celíaca era e continua a ser subestimada. Mais de 2 milhões de americanos e canadenses sofrem dessa enfermidade provocada pelo glúten. Isso é aproximadamente quarenta vezes o número de ocorrências confirmadas há menos de dez anos.

Quando realmente procurada, a doença celíaca é encontrada em um em cada 111 americanos adultos aparentemente saudáveis e sem sintomas, o que a torna duas vezes mais comum que a fibrose cística, a doença de Crohn e a colite ulcerativa juntas.

Por muitos anos houve resistência vigorosa à descoberta de que a doença celíaca não aparece em quem não consome glúten. A recusa ocorria aparentemente porque essa informação estava na contramão da crença generalizada de que cereais são alimentos saudáveis, especialmente em sua forma integral. A afirmação de que cereais podem causar uma doença silenciosa em larga escala não fazia sentido. Somente quando o glúten foi realmente mostrado como causador de lesões nos tecidos intestinais e que uma dieta sem ele podia reverter a situação, é que, finalmente, embora com relutância, a descoberta foi aceita. Essa relutância, como veremos adiante, atrasou o reconhecimento de muitas enfermidades que podem resultar da doença celíaca não tratada.

A doença celíaca não diagnosticada é a causa principal de muitas formas de câncer, doenças autoimunes, doenças neurológicas, síndromes de dor crônica, perturbações psiquiátricas e outros distúrbios mentais, além de morte prematura. Há também uma ligação causal evidente com alguns casos de osteoporose, epilepsia, déficit de atenção e outros distúrbios de aprendizagem, infertilidade, abortos, nascimentos prematuros, doença crônica no fígado e baixa estatura. Quando uma pessoa se coloca em uma dieta rígida sem glúten, frequentemente ocorre a remissão de todos esses problemas.

Apesar dessas consequências terríveis e a promessa de cura, somente um em cada quarenta americanos com doença celíaca é diagnosticado e tratado. A taxa atual de casos não diagnosticados é em parte resultado do conjunto confuso e "atípico" de sinais e sintomas e, muitas vezes, da completa ausência de sintomas nos primeiros estágios da doença.

O que é sensibilidade não celíaca ao glúten?

A doença celíaca é apenas um subconjunto da sensibilidade ao glúten, uma mensagem que abordaremos ao longo do livro todo.

Na nossa opinião, quando o sistema imunológico de alguém está desenvolvendo uma reação anormal ao glúten, com ou sem sintomas, existe a sensibilidade. Lembre-se de que os cereais com glúten, e também os derivados do leite, são os alimentos mais comuns da nossa dieta diária. Se o sistema imunológico identificar qualquer uma das proteínas encontradas no glúten e reagir de maneira indesejável, esse alimento representa uma ameaça potencial à saúde.

Pesquisas atuais nos genes humanos revelam que a sensibilidade não celíaca ao glúten, ou reações imunológicas a ele, podem afetar cerca de 90 milhões de americanos. A evidência sugere que as pessoas sensíveis ao glúten enfrentam muitos dos riscos associados à doença celíaca não tratada. Provavelmente, elas nunca suspeitaram da causa subjacente de sua doença, ou de como poderia ser facilmente prevenida e, muitas vezes, até revertida. A sensibilidade ao glúten é muito mais comum, embora seja procurada e diagnosticada com ainda menos frequência que a doença celíaca.

O resultado claro dessa taxa alarmante de doença celíaca e sensibilidade ao glúten não diagnosticadas é um grande número de pessoas permanentemente doentes, que não respondem a tratamentos convencionais e, muitas vezes, passam de um médico a outro sem encontrar alívio para os desconfortos que sentem.

Para complicar mais a questão, quem sofre de doença celíaca apresenta um risco maior de doenças infecciosas, e algumas evidências sugerem uma dinâmica similar na sensibilidade não celíaca ao glúten. Logo, mesmo quando os antibióticos aliviam os sintomas, pode haver um caso subjacente e silencioso de doença celíaca ou de sensibilidade ao glúten que está aumentando a suscetibilidade às infecções oportunistas. Um exemplo excelente dessa dinâmica é a doença do ouvido médio, recorrente em crianças e bebês, muitas das quais são sensíveis ao glúten e aos laticínios. Mais antibióticos são prescritos para tratar a febre e a dor, mas, a causa fundamental, a sensibilidade ao alimento, nunca é discutida.

A mídia popular e a sabedoria nutricional convencional, incluindo a abordagem médica tradicional, criaram e continuam a perpetuar esse problema por meio de aconselhamento dietético ultrapassado e inadequado. Surgem as tentativas de generalizar terapias alimentares, de tal modo que uma dieta-que-serve-para-todos estimula os clamores equivocados contra carnes e gorduras, incentivando, dessa forma, o consumo excessivo de cereais.

As orientações para uma alimentação saudável patrocinadas pelo governo, como a pirâmide alimentar do USDA [United States Department of Agriculture], que defende de seis a sete porções de cereais diariamente para todas as pessoas, estão muito longe das pesquisas atuais e continuam a pregar ideias antiquadas e perigosas. Como a função do USDA é em grande parte a promoção da agricultura e dos produtos agrícolas, existe um conflito de interesses evidente na alegação de benefícios à saúde proporcionados por qualquer produto agrícola. Crenças populares e promoções motivadas politicamente, e não dados científicos, continuam a ditar recomendações nutricionais, o que leva a doenças debilitantes e fatais, que poderiam ser total ou parcialmente prevenidas.

A doença celíaca atual apresenta sintomas diferentes

Para confundir ainda mais essa questão política altamente controversa, as autoridades médicas estão relatando uma mudança fundamental na apresentação dos sintomas da doença celíaca. Antes, era uma verdade generalizada que todos os celíacos apresentavam perda de peso, atrofia muscular, deficiência de desenvolvimento, fezes malcheirosas, inchaço e cãibras abdominais, e, talvez, anemia causada por deficiência de ferro. Hoje, o celíaco exibe sintomas muito variados, como depressão, câncer intestinal, diabetes insulinodependente, osteoporose, baixa estatura, aftas e/ou doença crônica do fígado de causa ignorada, para enumerar apenas alguns problemas. De fato, bem mais de 150 problemas de saúde têm sido relatados como excessivamente presentes entre pessoas sensíveis ao glúten. (Ver apêndice D para uma lista detalhada desses problemas, p. 211.)

Existe também a concepção errônea de que os celíacos são subnutridos ou macilentos. Mas, atualmente, relata-se que os celíacos não tratados estão, em grande parte, acima do peso ou obesos em vez de abaixo do peso ou abatidos. A mesma pesquisa mostra que a maioria dos celíacos não tratados está bem dentro da faixa de peso normal. Contrariamente às crenças anteriores, muitas pesquisas relatam que a maioria dos celíacos não tratados não tem nenhum sintoma abdominal.

Qualquer que seja o motivo que leve você, leitor, a se preocupar com problemas de saúde, sejam ligados a um ente querido ou a você mesmo, a resposta é muitas vezes encontrada na dieta e em como o corpo reage aos alimentos. E os cereais que você consome e saboreia todo santo dia podem ser os culpados. O alimento real que serviu de base para toda a civilização atual, o alimento que está entronizado nas escrituras sagradas de muitas das mais antigas religiões e é aclamado como o "pão da vida", na verdade, traz uma ameaça inesperada e séria ao bem-estar e à existência humana. Mas, mesmo nos países industrializados, os cereais servem de baluarte contra a fome.

Estamos diante de um problema extremamente complexo. Muitas pessoas comem esses cereais diariamente porque são baratos e abundantes, embora a ciência relate que eles estão nos levando ao desastre de uma enorme crise na saúde.

É duvidoso que os primeiros agricultores, há 10.000 anos, estivessem a par das implicações para a saúde provocadas pela mudança na dieta deles. Mesmo hoje, com a tecnologia e protocolos médico-laboratoriais sofisticados, os riscos do glúten para a saúde estão sendo reconhecidos somente por um punhado de pesquisadores da área. Isso se deve à ausência ou inespecificidade de sintomas no início do processo da doença e ao preconceito histórico e psicológico enraizados, acompanhados da relutância generalizada a aderir completamente a qualquer informação nova. A aceitação de novas ideias também esbarra no reconhecimento de ter errado por muito tempo – o que qualquer pessoa tem dificuldade de admitir.

Inadaptação a uma doença silenciosa e fatal

Alguém pode, com razão, perguntar: se os sintomas de sensibilidade não celíaca ao glúten e a doença celíaca podem estar ausentes, serem inespecíficos ou fracos na idade adulta, por que ainda assim o glúten é considerado uma ameaça à saúde? Hans Selye, o pai da pesquisa sobre estresse, respondeu muito bem à essa questão em 1936. Sua descoberta e descrição da síndrome de adaptação geral, seguidas de testes com animais, nos dão uma explicação clara dessa dinâmica.

Hoje, as pessoas se adaptam à ingestão de glúten muito cedo. Quando expostas a pequenas quantidades em bolachas, sopas etc., alguns bebês ficam doentes. Se o mal-estar durar pouco, uma doença provocada pelo glúten é descartada e o diagnóstico passa a ser um caso comum de resfriado, cólica ou diarreia, distúrbios muito frequentes durante a infância. Raramente associa-se a doença à ingestão de glúten, e os bebês, em consequência, continuam a ser alimentados com certa quantidade de glúten quase todos os dias. O que confunde é que eles parecem se recuperar totalmente. Entretanto, se a doença for causada pelo glúten, eles apenas se recuperaram temporariamente dos sintomas, mas não da causa dos sintomas – que é a sensibilização por glúten. Eles somente se adaptaram, ou se adaptaram mal, a essa fonte crônica de estresse alimentar. O consumo regular e frequente de glúten, que é a prática padrão de alimentação na maioria das famílias, mantém e perpetua essa má adaptação. O termo usado para descrever essa dinâmica de adaptação ao estresse é "tolerância".

É por meio dessa tolerância que muitas pessoas sensíveis ao glúten, apesar de aparentarem ter boa saúde, desenvolverão uma série de problemas que parecem surgir do nada. Algumas vão ter baixa estatura, distúrbios de sono, dores de cabeça, fadiga crônica, muitas vezes acompanhados de anemia e enurese. Outras vão sofrer cronicamente de um mal-estar indefinido, normalmente sem diagnóstico específico, e raramente reagirão a tratamentos médicos convencionais. Outras ainda desenvolverão uma ou mais doenças autoimunes, como tireoidite, doença de fígado crônica ou diabetes insulinodependente. Uma minoria sofrerá de doenças fatais, apresentará pouca resistência e morrerá muito cedo. A maioria das pessoas sensíveis ao glúten apresentará um quadro de boa ou excelente saúde aparente, até o surgimento fatídico de uma doença muitas vezes crônica. A vítima raramente terá conhecimento da causa subjacente da enfermidade.

Sem diagnóstico nem tratamento, muitas pessoas sensíveis ao glúten continuam a enfraquecer conforme a alimentação empobrece sua condição nutricional e seu sistema imunológico, abrindo caminho para que a doença as atinja. Embora seja melhor contrair essa doença insidiosa na infância, quando se origina, a detecção e o tratamento desse problema alimentar em quase todas as idades ou estágios da doença surpreendentemente dá bons resultados. Mesmo pacientes em estágios avançados de câncer e aids têm apresentado melhoras ao iniciar uma dieta sem glúten.

Um psiquiatra australiano, o dr. Chris Reading, publicou registros de inúmeros pacientes com câncer lutando contra depressão clínica, que ele tratou com alimentação sem glúten. A dieta, em conjunto com os tratamentos convencionais para câncer, resultou em uma completa remissão da enfermidade em cinco ou seis pacientes. Embora essa constatação não tenha sido objeto de análise pelas publicações médicas, os resultados são certamente consistentes com a literatura e a nossa visão.

A aceitação e implementação do novo conhecimento são lentas

Não apenas a publicação e a disseminação do novo conhecimento seguem dolorosamente devagar, mas também os profissionais de saúde demoram a adotar as novas ideias das pesquisas atuais, o que resulta em retardamento na aplicação da pesquisa em tratamentos, com pacientes sofrendo sem necessidade e morrendo prematuramente nesse espaço de tempo.

Há inúmeras razões para essa situação lamentável. Os profissionais da medicina estão tão sobrecarregados de trabalho que muitos simplesmente não têm tempo de se atualizar com a maioria das descobertas médicas. Mesmo quando os médicos conseguem despender parte dos seus dias atarefados para estudar a literatura atual, é totalmente impossível para alguém se inteirar do conteúdo de milhares de artigos internacionais publicados mensalmente. Por exemplo, são publicados anualmente entre 10.000 e 20.000 jornais e boletins médicos. O médico assoberbado de trabalho precisa, então, priorizar quais artigos estudará. Possivelmente, a maioria das publicações e relatórios será deixada de lado. Os estudos que tratam dos riscos dos cereais quase sempre estarão entre os ignorados. Muitos acharão que esses artigos são altamente especializados, esotéricos e impraticáveis. A formação prévia dos médicos, frequentemente com uma década ou duas de atraso, criará a tendência de crer que a sensibilidade ao glúten tem pouca importância, que se trata de um desvio raro. Seguindo o velho ditado "doenças comuns ocorrem mais comumente", a maioria dos profissionais escolherá devotar seu tempo aos estudos que creem beneficiar um número maior de pacientes. Consequentemente, a sensibilidade ao glúten e a doença celíaca têm sido descartadas e consideradas irrelevantes.

Como este livro pode ajudar você e seu médico

Sabemos que os médicos mais ocupados não terão tempo para dar uma olhada em algum livro de saúde que porventura você leve até ele, talvez seu médico até o considere hipocondríaco ou alguém "que se agarra a qualquer leitura". Aqui, apresentamos algumas sugestões para superar esse problema. Primeiro, encontre as seções deste livro pertinentes aos seus problemas de saúde, inclusive aquelas que tratam de diagnósticos laboratoriais e clínicos. Em seguida, para ajudar o médico a ganhar confiança no conteúdo deste livro, para ele acreditar que suas solicitações são cientificamente baseadas, procure as informações relevantes no final, na lista das fontes de cada capítulo. Dessa lista, escolha diversos artigos-chave, preferivelmente os mais recentes. Vá a uma biblioteca com a lista das fontes e tire cópia dos artigos completos. Quando tiver todos os artigos em mãos, leve-os em sua consulta. A abordagem cientificamente baseada aumentará a probabilidade de você conseguir a confiança e a cooperação do médico por muitas razões:

1. Ficará evidente que você investiu tempo para pesquisar sobre os problemas de saúde que o afligem.

> 2. Os médicos estão familiarizados com o rigor de escolha das publicações especializadas. O seu médico provavelmente valoriza esse tipo de leitura.
> 3. Talvez por uma questão de confiança, seu médico ficará menos disposto a dispensar pesquisas oriundas de centros médicos do mundo todo, que relatam experiências cuidadosamente controladas e análises de dados.
>
> Com a literatura médica em mãos, você se sentirá à vontade para pedir a seu médico o importante exame laboratorial citado neste livro. Com um pouco mais de tempo e esforço você pode se colocar no comando da sua própria a saúde.

Definições ultrapassadas sobre a doença celíaca, as quais ainda persistem, formuladas pelo entendimento limitado de muitos anos atrás, também contribuem para a demora em se aceitar novas informações. Os avanços técnicos verificados deveriam levar à rápida definição, mas muito frequentemente isso não acontece. Por exemplo, a doença celíaca foi descrita pela primeira vez pelo dr. Samuel Gee, em 1888, e reiterada pelo dr. R. A. Gibbons. Sua visão centenária de que a doença celíaca é apenas um problema de má absorção sobrevive até hoje. Em 1888, os pacientes celíacos eram identificados por uma deficiência no desenvolvimento e pelas fezes malcheirosas e flutuantes. Essas fezes, associadas à diarreia, indicam alto teor de gordura, assim as crianças eram corretamente avaliadas com problemas de má absorção da gordura alimentar. A descrição da doença, porém, ficava limitada a seu entendimento.

Avanços mais recentes mostram com clareza a pouca absorção de vitaminas e minerais essenciais entre os celíacos que não são tratados, bem como muitos outros sinais e sintomas espalhados pelo organismo. Entretanto, a noção persistente da má absorção tem sido generalizada e enfatizada excessivamente, sugerindo uma deficiência geral na absorção de nutrientes como o único e básico defeito. Essa concepção de doença celíaca é provavelmente um entendimento defensável de casos muito avançados, mas ignora a maioria que está dentro dos padrões normais de peso ou, às vezes, acima. A absorção de carboidratos continua normal.

Como consequência, uma definição ultrapassada retardou a pesquisa sobre esse distúrbio por mais de um século.

Biópsia intestinal e redefinição

O próximo passo para uma compreensão melhor da doença celíaca foi a descoberta feita pelo dr. Dicke nos anos 1930, de que uma dieta sem glúten resultava na remissão completa dos sintomas. Entretanto, a aceitação dessa descoberta radical foi lenta e não recebeu muita atenção até por volta de 1950, quando foi desenvolvido um instrumento cirúrgico para retirar amostras do tecido delicado que reveste o intestino delgado, para fazer biópsia. Foi essa invenção que tardiamente levou à redefinição da doença celíaca, já nos anos 1960. Trinta anos depois da descoberta de Dicke e oitenta depois das observações do dr. Gee, a doença celíaca ainda era considerada um problema de má absorção, mas fora redefinida para excluir outras doenças não provocadas por glúten que causam fezes gordurosas e deficiência no desenvolvimento. A nova definição exigia lesão no intestino, verificada pela biópsia, e que melhora depois da retirada do glúten da alimentação.

Essa nova definição dependia de biópsias intestinais múltiplas em duas ocasiões distintas. As amostras do tecido fino revelavam uma lesão característica no revestimento intestinal nos pacientes com doença celíaca. Se a segunda biópsia, feita meses depois do início da dieta sem glúten, mostrasse que a lesão intestinal diminuíra ou desaparecera, era feito um diagnóstico confiável de doença celíaca. Os outros sinais e sintomas da enfermidade também eram eliminados pela dieta sem glúten, é claro, mas curiosamente essa ocorrência recebia menos atenção. Mesmo na atualidade, o foco básico é na biópsia intestinal e na resultante má absorção.

A absorção de nutrientes, em especial de gorduras e vitaminas solúveis, fica comprometida pela simples redução de superfícies absorventes no revestimento intestinal lesionado. Consequentemente, a má absorção continuou a ser identificada como a característica fundamental da doença celíaca; muitas vezes se acredita que isso explique a maioria, se não a totalidade, dos sintomas e sinais. Mais uma vez, essa percepção incompleta levou à conclusão errônea de que pacientes com doença celíaca precisam, por definição, ser magros, pálidos, visivelmente malnutridos, e apresentar muitos sintomas abdominais. Essa lamentável tendência coloca muitos pacientes em risco desnecessário.

Novos exames de laboratório, novas definições, novas esperanças

Durante o intervalo de tempo de 65 anos da descoberta de Dicke e de cinquenta desde o desenvolvimento de instrumentos para coletar amostras de tecido, foram feitos grandes avanços em todas as áreas da pesquisa celíaca. Assim, hoje é possível conduzir um teste retal com a proteína do glúten no consultório médico e conseguir uma informação extremamente confiável, que permite o diagnóstico precoce e acurado da doença celíaca.

Exames de laboratório altamente sensíveis e específicos mais convenientes já estão disponibilizados. Eles são usados rotineiramente na Europa e nos Estados Unidos para rastrear tanto a sensibilidade ao glúten como a doença celíaca. Mais do que qualquer outro avanço para a cura da enfermidade, esses exames são responsáveis pela aceitação crescente de que a sensibilidade ao glúten é uma doença comum, muitas vezes responsável por uma surpreendente variedade de outras doenças humanas. De fato, fala-se em muitos círculos de pesquisa que, com alguns aperfeiçoamentos, os exames de rastreamento poderão garantir, um dia, um diagnóstico definitivo, substituindo completamente as biópsias intestinais.

Redefinição da sensibilidade ao glúten

Infelizmente, elementos da definição centenária da doença celíaca continuam a limitar o diagnóstico às pessoas que exibem lesão severa e avançada na parede intestinal, as quais representam somente uma minoria daqueles que sofrem de doença celíaca. A grande maioria dos celíacos têm sintomas não abdominais silenciosos ou inespecíficos. Aqueles que têm anticorpos contra o glúten circulando nas veias, mas não apresentam lesão intestinal, são muitas vezes ignorados, apesar dos danos que o glúten causa a diversos órgãos, tecidos e sistemas do corpo.

Por mais de uma década, o gastrenterologista mundialmente renomado, pesquisador e autor de livros sobre doença celíaca, o dr. Michael N. Marsh, vem pedindo para que ela seja renomeada como "sensibilidade ao glúten". O mundialmente famoso neurologista e pesquisador, dr. M. Hadjivassiliou, ao observar a sensibilidade ao glúten na metade de seus pacientes, juntou-se a muitos outros pesquisadores gastrintestinais para solicitar a inclusão da sensibilidade não celíaca ao glúten. Ele defende que todos os pacientes com doença neurológica crônica de causa desconhecida deveriam ser examinados rotineiramente para a sensibilidade ao glúten e recomenda uma alimentação sem glúten para todos os pacientes sensíveis a essa proteína.

A definição mais abrangente, que muitos desses cientistas atualmente defendem, também inclui o exame rotineiro de todos os pacientes para investigar "marcadores genéticos", como os marcadores de antígenos leucocitários humanos (HLA) – proteínas encontradas na superfície dos glóbulos brancos que ajudam a identificar a suscetibilidade à alimentação com glúten.

Um tratamento que precisa mudar

O tratamento da doença celíaca mudou muito pouco desde os anos 1930, a aceitação é de que o trigo e outros cereais aparentados são a origem da doença celíaca. Embora a dieta rígida sem glúten continue a ser o único meio provado de controlar a doença, pesquisas recentes têm mostrado que muitos pacientes celíacos necessitam de vários exames e tratamentos adicionais para ficar com a saúde perfeita.

O atual desconhecimento de uma pesquisa relevante entre os médicos americanos e canadenses faz com que poucos celíacos sejam diagnosticados. Os que foram avaliados apropriadamente estão em geral abaixo do peso, queixando-se de sintomas abdominais, e consultaram um médico com certo conhecimento sobre doença celíaca. Os poucos felizardos são, então, encaminhados a gastrenterologistas mais atualizados sobre a doença celíaca. Por sua vez, o gastrenterologista encaminha as biópsias para serem examinadas cuidadosamente pelo patologista, que é formado para ter um alto grau de suspeição de doença celíaca. Para fazer o diagnóstico, os três médicos precisam estar atualizados com as pesquisas, reconhecer a importância de identificar a doença celíaca e ficar sempre atentos.

Graças a tantos obstáculos, fica um pouco mais fácil entender por que somente um em cada quarenta celíacos é diagnosticado nos Estados Unidos atualmente. A situação é lamentável e inaceitável. Se não for revertida logo, a tendência contínua da falta de diagnóstico e a demora no tratamento pode significar um desastre para os sistemas de saúde.

Os exames de sangue para detectar a sensibilidade ao glúten e a doença celíaca e o tratamento nutricional necessário pesam pouco para os sistemas de saúde. O custo de diagnosticar e tratar a doença celíaca, tanto na prevenção quanto na reversão de síndromes de dor crônica, risco de câncer, osteoporose e complicações na gravidez é comparativamente barato. O custo é significativamente menor do que tratamentos de quimioterapia, cirurgia para remover tumores ou reparar uma bacia fraturada, ou o tratamento a longo prazo de artrite reumatoide. E o que é mais importante, o custo em dinheiro perde o significado perto de toda a dor crônica desnecessária e do sofrimento implacável. Evidentemente, é uma vantagem econômica, social e moral dos sistemas médicos e dos que buscam por saúde tomarem conhecimento e ficarem muito mais atentos na hora de detectar a doença celíaca.

Necessidade de acompanhamento adequado e de orientação

As pessoas diagnosticadas com doença celíaca ou sensibilidade ao glúten normalmente são mandadas para casa com poucas informações úteis. Os celíacos recém-diagnosticados muito provavelmente não receberão informações sobre o alto risco da doença entre os parentes diretos, mesmo sendo marcadamente genética e transmitida de uma geração a outra. Os parentes em primeiro grau raramente são incentivados a fazer exames e poucas vezes avisados do risco em potencial para a sua saúde.

A extrema importância do cumprimento de uma rígida dieta sem glúten rígida para o resto da vida e a natureza altamente viciante do glúten raramente são devidamente tratadas. Isso explica em grande parte por que a taxa de cumprimento da dieta rígida sem glúten é de apenas 50 por cento.

Os pacientes celíacos também não são informados de que podem ter alergias alimentares, manifestadas mais adiante. É muito raro que o celíaco que continue a sentir sintomas crônicos depois de ficar sem glúten seja examinado para verificar alergias a certos alimentos. Quando pacientes celíacos que continuam com sintomas mesmo seguindo uma dieta sem glúten são examinados para a detecção de alergias alimentares, muitas vezes alcançam alívio completo ao excluir da vida o alimento alérgeno.

Trinta e nove de cada quarenta celíacos seguem não diagnosticados nos Estados Unidos e no Canadá. Em sua maioria, eles continuam lutando com a saúde precária, sem saber para onde se dirigir, muitas vezes se culpando pela compulsão alimentar, desconforto crônico, letargia e fadiga. Muitos sentem, depois da consulta com o médico, que foram sumária e abruptamente dispensados com a prescrição de um remédio inespecífico ou com um longo discurso afirmando que seus problemas estão "todos na cabeça". Celíacos não diagnosticados morrem duas vezes mais do que os não celíacos devido a câncer, mas também por fratura de quadril osteoporótico ou por complicações de doenças autoimunes. Outros enfrentam dores crônicas e invalidez que poderiam ser tratadas e evitadas. Aprender a reconhecer o glúten como a causa subjacente comum a muitas enfermidades apresenta uma explicação alternativa, com base científica, que dá esperanças a milhões que padecem de dores crônicas das quais não têm culpa, que podem, por fim, encontrar alívio permanente ao lidar com aquilo que realmente as está causando.

Como você descobrirá nos próximos capítulos, alguns realmente precisam de tranquilizantes, remédios para dormir, antibióticos, reposição hormonal, anti-inflamatórios não esteroides, ou outros analgésicos, para mascarar sintomas ou a consciência dos sintomas. Em vez disso, é possível uma orientação alternativa, efetiva e científica para a causa do problema, ninguém precisa fazer apenas terapias que mascarem os sintomas. Muitos encontrarão essa alternativa em uma dieta sem glúten.

Quando acabar de ler este livro, você entenderá melhor a mecânica que pode estar provocando o seu incômodo físico, e indicadores de potenciais problemas de saúde que podem resultar do consumo do glúten, mas que podem ser prevenidos.

A praga do século XX não é o câncer. Nem as doenças cardíacas. A praga do século passado foi essa doença traiçoeira, que deveria ter sido reconhecida e tratada há muito tempo, mas não foi. Essa praga continua a postos, pronta para atacar muitas vítimas desprevenidas. Os sinais de crescimento dessa epidemia generalizada estão visíveis em todo lugar para quem já tomou um pouco de conhecimento, inclusive para aqueles que decidiram ler e estudar com cuidado este livro. A epidemia generalizada é a praga da gulodice por carboidratos, o consumo excessivo de trigo, centeio, cevada e outros cereais que contêm glúten por aqueles que, por uma predisposição genética, são vulneráveis.

O tema explícito e recorrente deste livro é que ingerir alimentos com glúten leva a humanidade a muitas doenças crônicas silenciosas, e a escalada no consumo desses alimentos está contrariando os avanços médicos que rumam a estender nosso tempo de vida. Ao entender a dinâmica de como isso ocorre, nossos leitores terão as armas para se proteger e a seus entes queridos.

1
Cereais e pessoas: uma incompatibilidade evolucionária

> **OBSERVAÇÃO:** Embora tenhamos extraído grande parte das informações contidas neste capítulo da vivência europeia e do Oriente Médio, estas informações podem ser muito valiosas para asiáticos, africanos subsaarianos, índios norte-americanos, polinésios e pessoas com antecedentes raciais semelhantes, porque esses povos tiveram significativamente muito menos tempo para se adaptar ao consumo do glúten. A Europa e o Oriente Médio são o berço do cultivo do trigo, do centeio e da cevada, proporcionando-nos uma fonte rica de informações com importância global.

Nossa cultura é impregnada de crenças a favor do consumo de cereais. Aprendemos desde cedo que tais grãos são alimentos saudáveis. Eles certamente desempenharam um importante papel no desenvolvimento da civilização ocidental. Por meio das crenças religiosas, das aulas de história e das nossas tradições culinárias, os cereais têm recebido o selo de aprovação na ausência de qualquer investigação científica. Simplesmente ignoramos o volume crescente de evidências contra os cereais, erroneamente deixando de lado as informações, como se fossem apenas aplicáveis a algumas pessoas ou a uma preocupação manifestada por hipocondríacos, ainda que haja uma convergência de evidências oriundas de diversas áreas, como a medicina, a genética e até a arqueologia.

Neste capítulo, apresentamos uma breve exploração dessas evidências, começando com uma visão geral da evolução dos homens pré-agricultores. Daí, passamos para a discussão sobre a adoção da agricultura pelo ser humano. Também fornecemos as informações de como ocorre o vazamento intestinal entre os geneticamente sensíveis, muitas vezes como resultado da ingestão do que é atualmente o nosso principal alimento – os cereais.

Seleção natural

A natureza seleciona características que permitem que as pessoas sobrevivam tempo suficiente para se reproduzir. Pode parecer óbvio, mas se morrermos antes de ter filhos, nossos genes não passarão adiante. Por isso, as doenças genéticas que fatalmente atingem crianças devem diminuir ao longo das gerações. Além disso, os mais novos são menos aptos a sobreviver e transmitir seus genes se os pais não viverem tempo suficiente para ajudá-los nos primeiros e mais vulneráveis anos. Assim, as pessoas cujos pais viveram no mínimo alguns anos além da reprodução gozam de uma vantagem seletiva.

O impacto de consumir cereais normalmente ocorre bem depois da reprodução, muitas vezes na meia-idade. Portanto, o processo de seleção exerce apenas uma pequena pressão naqueles que são sensíveis ao glúten.

Nosso reservatório genético de 4 milhões de anos

Nossa herança genética foi moldada pelo processo de seleção natural. Há pelo menos 4 milhões de anos nosso ramo de primatas, chamados hominídeos "eretos", separou-se dos grandes macacos, gorilas e chimpanzés. Eles continuaram a se desenvolver pelos próprios ramos da árvore primata, mas continuamos a compartilhar mais de 98 por cento de nossa herança genética com os chimpanzés. Isso sugere quão vagarosamente ocorre a mutação genética em animais complexos como o homem, que precisa sobreviver mais de uma década antes de se reproduzir.

A alimentação de nossos parentes genéticos mais próximos, os chimpanzés, sustenta a perspectiva de que frutas e vegetais são saudáveis. Seria um erro, entretanto, adotar uma perspectiva vegetariana baseada nesse raciocínio. Os chimpanzés realmente comem muita fruta – quando não estão se alimentando uns dos outros! Sim, observações recentes sugerem que o canibalismo é muito comum entre eles. Atualmente os chimpanzés também caçam, matam e comem mamíferos pequenos. De fato, a carne constitui cerca de 15 por cento da alimentação desses animais. A noção de que nossas origens evolucionárias são estritamente vegetarianas é muito falha, até mesmo vista através das lentes distorcidas da atual dieta dos chimpanzés. A lição, entretanto, é importante. O consumo de carne animal desempenhou durante muito tempo um papel significativo no passado genético de nossas espécies.

Vantagem seletiva

Em todas as espécies, o valor para a sobrevivência das mutações genéticas é constantemente testado pela natureza. As características novas que vão de uma geração para a próxima normalmente refletem uma adaptação aprimorada ao meio ambiente. Desde quando desenvolvemos dentes onívoros que funcionavam bem tanto para comer vegetais como animais, nossa herança evolucionária mudou para uma dependência maior de carne e vísceras. A espécie humana e suas precursoras sobreviveram, prosperaram e evoluíram comendo peixe, carne, vísceras, vegetais e frutas por no mínimo 1 milhão de anos e, provavelmente, por cerca de 2,5 milhões de anos. Portanto, o homem só vem comendo cereais nos últimos 12.000 anos, o que mostra a brevidade do tempo evolucionário durante o qual nós temos consumido esse alimento. Isso significa que o homem vem comendo carne por um período 207 vezes mais longo do que tem ingerido cereais. Em outras palavras, o consumo de cereais vem ocorrendo durante menos de 0,5 por cento de nossa história evolucionária.

Além disso, somente as populações descendentes dos primeiros agricultores do Oriente Médio e do sul da Europa têm consumido quantidades significativas de cereais pelo período de 12.000 anos. A maioria dos povos teve muito menos tempo para se adaptar a esse alimento muito novo. Alguns grupos de homens, incluindo aborígenes de todo o mundo (como os aborígenes australianos e índios norte-americanos) tiveram apenas poucos séculos de convívio com os cereais. Em termos simples, a adaptação requer que somente uma minoria de membros de uma espécie particular desfrute de uma vantagem seletiva. O restante é eliminado do reservatório genético. A adaptação é um processo escrupuloso, que pode trazer sofrimento considerável já que seleciona os genes mais apropriados para o meio ambiente atual.

O ganhador do Prêmio Nobel de química de 1993, Kary Mullis, diz que as "moléculas de DNA em nossas células são a nossa história". Foi a história genética que nos moldou. Nossas sensibilidades imunológicas e necessidades nutricionais são decretadas pelos milhões de anos durante os quais a natureza moldou nossos genes, nossa bioquímica e nosso corpo. Ela fez isso por meio da interação entre o alimento do meio ambiente e nossa habilidade de usá-lo para gerar energia, crescimento e saúde. Assim, os alimentos disponíveis moldaram os genes e os genes moldaram nossas necessidades alimentares.

O homem moderno era alto e robusto quando se espalhou pela África, Europa e Ásia cerca de 40.000 anos atrás. Como o homem de Neandertal e o *Homo erectus* antes dele, até o surgimento da agricultura o homem moderno alimentava-se predominantemente de proteína animal e gorduras. Há um debate considerável sobre quando o homem começou a usar o fogo para cozinhar, com estimativas que vão de 200.000 anos a 50.000 anos atrás.

Na época em que o ser humano começou a cozinhar a comida, a carne e as vísceras já formavam a maior parte da alimentação. Nossos ancestrais caçadores-coletores raramente, se é que houve algum momento, comeram cereais silvestres antes de cerca de 15.000 a.C. Essas sementes eram muito duras e não forneciam nutrição suficiente sem serem moídas e cozidas. Mais adiante, os cereais com glúten, que chegaram tarde à dieta humana, provaram não possuir muitos dos nutrientes de que precisamos. Eles também contêm substâncias prejudiciais para nós. Estes dados da composição do grão demonstram claramente o curto espaço de tempo em que o temos consumido em qualquer quantidade, e a fraca adequação como fonte predominante de nutrientes.

Caçadores-coletores

Sabemos que ao longo da maior parte da história registrada, os homens costumavam viver pouco e suas vidas eram difíceis, repletas de fome, pestes e com uma taxa alta de mortalidade infantil. Às vezes assumimos que isso também era o que acontecia com os ancestrais caçadores-coletores pré-agricultores, pré-históricos, embora talvez o caso não seja esse. De fato, a evidência disponível de estudos dos caçadores-coletores modernos sugere exatamente o oposto.

Grupos isolados de caçadores-coletores ainda viviam no século XX. Eles mantiveram seu estilo de vida tradicional e eram observados cuidadosamente por cientistas, como Vilhjalmur Stefansson. Além disso, por desfrutarem de mais tempo livre do que muitas pessoas que vivem em países industrializados, esses caçadores-coletores frequentemente tinham vida longa e saudável. Temos muitos motivos para suspeitar que a mesma coisa acontecia com nossos ancestrais caçadores-coletores.

Homens pré-históricos com armas rudimentares podem ter sido presas fáceis para os carnívoros. Realmente, parece que alguns dos nossos distantes antepassados serviram de alimento ocasional para os grandes predadores, mas as evidências sugerem também que essa era uma via de mão dupla. Entretanto, animais herbívoros grandes, como o mamute, o mastodonte, o bisão e o alce foram provavelmente as mais importantes fontes de alimentação desses homens pelo simples fato de que havia menos confusão sobre quem estava caçando quem. Animais pequenos, independentemente de sua preferência alimentar, também eram presas atraentes para os primeiros homens.

A arqueologia sugere que os hominídeos eretos usavam artefatos e comiam carne de caça há 2,5 milhões de anos. Parte das evidências para essas deduções vem de artefatos usados para esquartejar animais e retirar o tutano dos ossos. Autoridades científicas têm atribuído as mudanças no formato dos dentes nesses pré-humanos aos avanços na alimentação.

A mudança para a agricultura – e suas vantagens

Apesar das consequências nocivas para a saúde provocadas pela agricultura, ela oferecia muitas vantagens para os primeiros agricultores. Os cereais podem ser estocados por longos períodos e com tecnologia mínima. Embora os caçadores-coletores armazenassem comida, poucos alimentos suportavam períodos tão longos de armazenamento quanto os cereais. Além disso, os homens eram forçados a procurar fontes alternativas de consumo devido à extinção ou redução do número de grandes mamíferos. O declínio drástico entre os grupos de grandes mamíferos ocorreu entre 10.000 e 20.000 anos atrás. Assim, a agricultura oferecia uma alternativa para a redução do suprimento de carne.

Os primeiros agricultores também apreciavam a sensação de satisfação plena da fome que esses cereais proporcionavam. Paradoxalmente, essa satisfação vinha da incapacidade de digerir completamente determinadas partes dos grãos. As proteínas parcialmente não digeridas, ou peptídeos, encontradas nos cereais com glúten têm propriedades semelhantes às da morfina, tornando-se drogas potentes assim que entram na corrente sanguínea. Aqueles que se encontram sob risco maior com a ingestão desses alimentos muitas vezes sentem algo semelhante ao vício provocado pelas sensações prazerosas geradas por essas exorfinas, sugerindo a origem para a expressão "comida que consola".

Outra vantagem da agricultura é que ela permite às pessoas desenvolverem comunidades assentadas, o que normalmente resulta na especialização do trabalho. Houve a construção de casas mais sólidas e fortalezas, proporcionando mais proteção contra as intempéries, predadores e vizinhos agressivos. A agricultura também sustenta mais pessoas numa só área de terra, o que garante outra vantagem defensiva. Não há dúvida de que a plantação oferecia muitos atrativos para os primeiros agricultores.

Adotar a agricultura pode ter proporcionado ao ser humano um alimento com capacidade maior de estocagem, ainda que tivesse impactos genéticos negativos para a saúde. Muitas explicações têm sido dadas para as mudanças na saúde e na estatura associadas ao consumo de cereais. Alguns suspeitam de que foi a fome e/ou as doenças que levaram os homens a plantar e comer cereais, culpando esses outros fatores pelo declínio da saúde associado à agricultura. Esses argumentos perdem a força diante das novas descobertas médicas e científicas.

Nossos antepassados agricultores ficaram menores, seus ossos começaram a enfraquecer, eles se tornaram mais doentes e o tamanho do cérebro diminuiu. O tamanho desse órgão, baseado na circunferência da cabeça, diminuiu aproximadamente 11 por cento desde o surgimento das sociedades agrícolas. Os modernos caçadores-coletores da Europa eram de 12 a 15 centímetros mais altos do que os agricultores de algumas gerações depois. Apenas recentemente, com o resultado de análises de DNA, ficou evidente que os agricultores mais baixos eram realmente descendentes dos caçadores-coletores mais altos. Há muitas escavações arqueológicas por todo o mundo que indicam essa dinâmica associada aos cereais, independentemente de quando a agricultura foi iniciada. Evidentemente, o estilo de vida rico em nutrientes do caçador-coletor deve ser o fator que decretou a diferença de 12 a 15 centímetros na estatura.

Se tomarmos a doença celíaca como modelo para outras formas de sensibilidade ao glúten, as evidências sugerem claramente que comer glúten em quantidades cada vez mais crescentes foi, muito possivelmente, a causa básica da diminuição da saúde dos ossos, da estatura e do tamanho do cérebro nos primeiros agricultores. A diminuição do tamanho do cérebro e do seu peso tem sido relatada mais nos celíacos mais velhos não tratados. Quase todos os pacientes adultos diagnosticados com doença celíaca apresentam reduções significativas na densidade óssea comparada com as médias equivalentes para a idade. A baixa estatura é outra característica comum da doença celíaca não tratada. Graças às evidências médicas atuais, quase não restam dúvidas de que as mudanças ocorridas entre os primeiros agricultores foram resultado direto do consumo de cereais. As pressões evolucionárias tiveram início com a primeira refeição contendo glúten. Começamos a podar alguns membros do reservatório genético a cada geração de agricultores.

Os cereais também evoluíram

O impacto negativo dos cereais nos primeiros agricultores foi comparativamente menor do que ocorre atualmente, pois o conteúdo de glúten é muito maior nos grãos de hoje. Isso pode ser entendido pelas forças de evolução que moldaram esses grãos. Muitas das mudanças prejudiciais aos grãos resultaram de escolhas humanas mais do que da seleção natural. Esse processo, embora não intencional no princípio, resultou parcialmente das práticas de plantio e de colheita.

Quando maduras, as sementes do cereal silvestre caíam da haste do trigo e semeavam a planta do ano seguinte. Sementes completamente maduras ficavam na haste por muito pouco tempo antes de cair no chão. A coleta seletiva das sementes maduras consumiriam um tempo desnecessário para os caçadores-coletores famintos. Mas, graças ao desenvolvimento das técnicas agrícolas modernas, as colheitas atuais amadurecem uniformemente em razão de muitos séculos de seleção que acompanham a colheita sazonal.

A rápida mutação genética pode ser induzida, seja entre pessoas ou em outras espécies, se aplicada na reprodução. A mutação pode ser muito rápida em uma planta que se reproduz anualmente e que é selecionada especificamente para a reprodução. Em outras palavras, características genéticas indesejáveis nos cereais, como o fato de as sementes caírem da haste prematuramente ou amadurecerem mais tarde, foram rapidamente eliminadas.

A posterior disseminação da agricultura exigiu mutações evolucionárias para o cultivo bem-sucedido de grãos em climas mais rigorosos. A disseminação de leste para oeste da plantação de cereais do Crescente Fértil do Oriente Médio para o sul da Europa ocorreu muito rapidamente e não exigiu quase nenhuma mutação genética dos grãos, graças às semelhanças da duração dos dias, do clima, dos predadores e das doenças em latitudes similares. Por outro lado, o cultivo em latitudes mais ao norte da Europa exigiu algumas mutações genéticas importantes nos grãos.

O trigo crescendo mais ao norte precisa amadurecer em um número menor de dias mais longos e precisa ser capaz de suportar a geada precoce. Os grãos do norte tinham também de enfrentar novos predadores e doenças. A adaptação a latitudes mais ao norte está na origem de um importante desenvolvimento da semente de trigo. O glúten armazena um grupo de proteínas. Para que as sementes germinem, elas precisam de nutrientes que estão contidos na semente. Os grãos do norte precisam conter relativamente mais glúten e outras proteínas de reserva porque precisam aproveitar o máximo da curta estação de crescimento e germinar num ambiente mais hostil.

Os grãos de trigo, centeio e cevada, todos membros da família das gramíneas, contêm tipos especiais de nutrientes ou reservas de proteínas, que são muito difíceis para o ser humano digerir, mas são ideais para a germinação do grão. Um grupo dessas reservas de proteínas é comumente chamado de gliadina, e a ela atribui-se a maior parte das lesões no intestino nos casos de sensibilidade ao glúten e doença celíaca. As gluteninas são outro grupo de reserva de proteínas encontrado no glúten. Acredita-se que elas estejam associadas a doenças autoimunes da pele e talvez a determinados casos de asma. A digestão dessas reservas de proteínas exige enzimas digestivas específicas, que faltam à maioria das pessoas. A combinação do aumento de reservas de proteínas e da ausência de enzimas necessárias para digeri-las criou um problema ainda mais agravado pela atração desses resistentes grãos do norte.

O aumento do conteúdo de glúten associado ao cultivo do norte é bem valorizado por suas características próprias para assar. Resistência ao calor, elasticidade e maleabilidade, graças ao alto conteúdo de glúten, dão uma aparência mais atraente e consistência mais leve aos alimentos assados. O Conselho Canadense do Trigo garante, com orgulho, a entrega anual de milhões de toneladas de trigo canadense para grandes indústrias alimentícias, ganhando muitas vezes prêmios internacionais e reconhecimento pela qualidade "superior" do seu trigo contendo mais glúten. As mesmas propriedades que fazem esse grão mais atraente para uso culinário também aumentam sua ameaça à saúde. Infelizmente, é uma tendência que carrega uma herança histórica muito antiga.

A propagação do grão romano

Nosso convívio mais antigo com os cereais foi no sul da Europa, onde o conteúdo de glúten era comparativamente menor. O plantio espalhou-se muito rapidamente para o oeste, mas o movimento para o norte foi mais lento. Embora a agricultura estivesse bem disseminada quando da ascensão do Império Romano, os romanos ajudaram a desenvolver o cultivo eficiente do grão pela maior parte da Europa. Entretanto, os romanos não conquistaram todas as áreas. Partes da Irlanda, Escócia e Finlândia conseguiram escapar do domínio romano. Muitas pessoas nessas regiões consumiam apenas pequenas quantidades desse grão até recentemente. Por exemplo, na Dinamarca, nos anos 1950, muitos dinamarqueses consideravam o pão feito com trigo uma especialidade, porque o trigo não cresce bem na Dinamarca. Os índios norte-americanos também conviveram brevemente com o glúten. As diferenças genéticas entre esses dois grupos e aqueles que tiveram períodos mais longos para se adaptar ao glúten podem identificar alguns dos elementos mais ameaçadores do consumo de cereais.

Genética, a linha unificadora

O campo da genética fez a ponte entre várias ciências biológicas. Do mesmo modo, um entendimento crescente das interações entre a evolução e as sensibilidades alimentares proporciona a unificação do estudo das doenças da civilização. Graças à análise de DNA podemos olhar para o passado distante e ver de onde viemos. Isso também nos permite entender melhor algumas das práticas alimentares da nossa pré-história; as práticas que moldaram as nossas necessidades e as condições atuais.

Como a sensibilidade ao glúten muitas vezes é uma doença silenciosa nos primeiros estágios, a maioria das vítimas apresenta poucos sintomas identificáveis ou doenças até a idade adulta. Entretanto, os que têm doença celíaca morrem prematuramente, duas vezes mais do que os outros. Esse aumento de mortes é normalmente causado por complicações comuns da doença celíaca, como câncer intestinal, fraturas de quadril osteoporótico, diabetes insulinodependente etc. Uma característica como essa, que reduz a probabilidade de sobrevivência, deveria ser encontrada em menos pessoas a cada geração sucessiva. Entretanto, essas mortes precoces acontecem em geral depois da fase reprodutiva, e portanto os genes que determinam a sensibilidade ao glúten são transmitidos. Assim, essa característica continua a ser passada de uma geração para a seguinte, além do desenvolvimento e da confiabilidade crescente no cultivo do cereal. Por causa das desvantagens para a sobrevivência que o glúten impõe, principalmente nas áreas de infertilidade e abortos recorrentes, a sensibilidade a ele deve diminuir lentamente em números ao longo das muitas gerações que convivem com o glúten, especialmente pelo fato de o conteúdo de glúten ser continuamente aumentado. Entretanto, muitos estão dispostos a pagar o preço cobrado pelo ritmo lento da seleção natural. Voltar a uma alimentação sem glúten pode ser uma escolha preferível se você for uma pessoa geneticamente sensível.

O que está em seus genes?

A parte do sistema imunológico que é única para cada pessoa é formada de antígenos leucocitários humanos (HLA). Os HLA estão associados à progressão de doenças infecciosas e a suscetibilidade a uma quantidade incrível de doenças crônicas não infecciosas, incluindo a doença celíaca. Nos exames genéticos de sangue disponíveis, as características dos HLA são identificadas nos pacientes celíacos pelas proteínas encontradas na superfície de determinados glóbulos brancos. Por exemplo, na superfície externa de alguns desses glóbulos brancos, as proteínas HLA denominadas DQ2 e DQ8 são encontradas, respectivamente, em mais de 90 e 94 por cento dos celíacos. Proteínas HLA-B8 também são comuns na doença celíaca, e encontradas em cerca de 80 por cento dos pacientes celíacos.

O aparecimento dessas proteínas HLA nas pessoas de uma determinada população é um bom indicador de há quanto tempo a região está cultivando cereais com glúten. Na Europa, as HLA-B8 são encontradas em menos de 10 por cento das pessoas que moram na região onde o trigo foi cultivado milhares de anos atrás. Embora sejam encontradas em mais de 30 por cento das populações que moram no extremo norte da Europa, abrangendo o oeste da Irlanda, Islândia e partes da Escandinávia, especialmente a Finlândia, onde o cultivo do trigo foi introduzido muito mais tarde e onde as colheitas historicamente não foram bem-sucedidas.

A característica genética que confere sensibilidade ao glúten tem permanecido no reservatório genético humano por muito tempo, causando sofrimento indizível e desnecessário por continuar não sendo detectada. Nos poucos casos em que o glúten realmente interfere na reprodução, o impacto pode ser doloroso e extremamente desgastante. Por exemplo, há uma alta predominância de infertilidade, independentemente do sexo. Se a mulher grávida é uma celíaca não tratada, está mais propensa a sofrer abortos, partos prematuros e ter bebês com pouco peso. Os obstetras italianos descobriram recentemente que a doença celíaca não detectada é tão comum entre mulheres com problemas de gestação que estão preconizando que todas as grávidas que entrem em suas clínicas passem rotineiramente por exames de sangue.

Atualmente, com os avanços científicos e arqueológicos, sabemos quantas doenças acompanham a mudança para o alto consumo de cereais. As populações que estão convivendo com o glúten nos últimos séculos estão demonstrando o impacto devastador da adoção desses cereais na alimentação. Basta observar a epidemia de diabetes, doenças da tireoide, câncer, deficiência de ferro, má nutrição e depressão grave que atingiu muitos grupos aborígenes introduzidos apenas recentemente na alimentação rica em glúten, para deduzir o impacto terrível nas populações geneticamente primitivas ao consumirem esses cereais. Se quisermos lidar efetivamente com essa ameaça à saúde, precisamos entender como as proteínas são digeridas e a diferença que isso pode fazer.

Como os nutrientes essenciais se formam a partir de proteínas

Os elementos de base para as proteínas como o glúten são os aminoácidos. As proteínas alimentares são formadas de vinte aminoácidos comuns, oito dos quais são absolutamente essenciais. Eles precisam estar presentes no que comemos porque somos incapazes de produzi-los a partir de outros nutrientes. Muitos outros aminoácidos são "condicionalmente essenciais". A glutamina e a arginina, por exemplo, são aminoácidos condicionalmente essenciais. Na presença de doenças crônicas ou esgotamento, precisamos de mais aminoácidos condicionalmente essenciais do que nosso corpo é capaz de produzir.

Todos esses aminoácidos diferentes são ligados em sequências específicas, formando cadeias de proteínas, ou polipeptídeos, frequentemente compostos de centenas, algumas vezes milhares, de moléculas de aminoácidos separadas.

A digestão de proteínas

A boa digestão compreende o fracionamento dessas grandes e complexas proteínas alimentares em pequenas partículas. Algumas proteínas são reduzidas às suas menores unidades de aminoácidos livres individuais. Mesmo os peptídeos compostos de dois ou três aminoácidos não devem ser digeridos depois. Essas pequenas moléculas podem facilmente ser transportadas através das células da parede intestinal, onde são absorvidas na corrente sanguínea como nutrientes. O ideal é que cerca de 70 por cento das proteínas sejam digeridas como pequenos peptídeos, enquanto os 30 por cento restantes sejam absorvidos como aminoácidos livres. Normalmente, o sistema digestivo saudável elimina as proteínas não digeridas e parcialmente digeridas como matéria fecal.

Algumas ligações entre os aminoácidos que formam as proteínas do glúten são extremamente resistentes à digestão intestinal. Enquanto algumas pessoas produzem uma enzima do fígado capaz de digerir glúten, muitas não. Ainda não está claro se a presença dessas enzimas proporciona proteção contra a sensibilidade ao glúten, mas parece provável. Para todos os outros que não têm essas enzimas digestivas, os cereais precisam ser processados muito mais do que os alimentos que eram comuns na alimentação dos caçadores-coletores. Mesmo depois de moídas, cozidas e dos muitos ataques do processo digestivo, algumas dessas proteínas do glúten permanecem teimosamente intactas. O muco que reveste os intestinos normalmente protege nossa corrente sanguínea dessas proteínas teimosas.

Proteínas de cereais não digeridas significam problemas

Idealmente, deveríamos eliminar todas as proteínas muitas vezes não digeridas e passar ilesos para a próxima refeição. Entretanto, há muitas evidências para mostrar que entre 15 e 42 por cento da população em geral absorve no sangue algumas das proteínas do glúten não digeridas ou parcialmente digeridas, passando-as entre as células que revestem a parede intestinal. Uma vez na corrente sanguínea, segue-se frequentemente a produção de anticorpos, causando inflamação no local em que as proteínas vazaram. Os elementos químicos liberados em consequência da inflamação causam mais permeabilidade, e um círculo vicioso se estabelece.

A permeabilidade intestinal anormal, adequadamente chamada "síndrome do vazamento intestinal", resulta de diversas causas, inclusive da sensibilidade ao glúten. Como as proteínas do glúten têm demonstrado causar danos ao entrar em contato com muitos órgãos internos e tecidos, a absorção dessas proteínas parcialmente digeridas é uma séria ameaça para a saúde, mesmo na ausência de anticorpos específicos contra gliadinas ou outras proteínas do glúten.

O revestimento do intestino é do tamanho de uma quadra de tênis

Conforme as proteínas se movimentam ao longo do trato digestivo, elas entram em contato com a mucosa que reveste o intestino delgado, que apresenta, no mínimo, três funções importantes:

1. A liberação de muitos hormônios e enzimas intestinais que estimulam ou ajudam a digestão e a função imunológica do intestino. Esses hormônios também se comunicam com o cérebro e o coração.
2. A absorção de nutrientes saudáveis extraídos do alimento.
3. A ação de barreira seletiva, bloqueando a absorção de proteínas não digeridas ou parcialmente digeridas, assim como toxinas, antinutrientes, bactérias, leveduras e parasitas.

A importância e a extensão dessas três funções se refletem no tamanho da mucosa de um intestino delgado saudável. Se fosse espalhada e achatada para exibir toda sua superfície absorvente, poderia ser maior do que a área de uma quadra de tênis!

Como a pele, o revestimento intestinal serve de barreira protetora contra o meio ambiente. Ele tem a mais alta concentração e massa de células imunológicas do corpo humano. Diferentemente da pele, entretanto, o revestimento tem a espessura de apenas uma célula. Esses bilhões de células altamente especializadas são substituídas rapidamente, em geral a cada 72 horas. Imagine uma pele nova crescendo a cada três dias – que é exatamente o que intestinos saudáveis fazem. Curiosamente, essa extraordinária e dinâmica barreira seletiva é a primeira a ser canibalizada e destruída quando exposta a qualquer forma de estresse severo, como uma cirurgia importante, radiação, quimioterapia, esportes de resistência, queimaduras graves e, em alguns casos, o glúten. Uma pesquisa recente realizada por Loren Cordain, pesquisador da Universidade do Estado do Colorado, nos Estados Unidos, também relatou diversos antinutrientes, substâncias psicoativas e outros agentes não relacionados ao glúten descobertos em cereais que podem prejudicar a parede do intestino.

Mas o que isso tem a ver comigo?

Se você for como a maior parte da população, que apresenta risco maior de ter vazamento intestinal, ou se passa por um dos muitos eventos que podem causar um vazamento temporário, estará convidando o glúten não digerido para a corrente sanguínea. Supondo, evidentemente, que você esteja comendo aquilo que considera uma alimentação normal, que inclui trigo, centeio, e/ou cevada. Como o trato digestivo é programado para absorver nutrientes através das células no revestimento intestinal, não pelos espaços entre essas células, quando a absorção ocorre entre as células, a função protetora do trato intestinal é impedida.

Nessas circunstâncias, você não apenas pode absorver no sangue as proteínas do glúten não digeridas ou parcialmente digeridas, aditivos alimentares, outras proteínas dos alimentos e toxinas, mas também se arriscar a contrair doenças infecciosas. Bactérias que normalmente são mantidas dentro do intestino e não associadas a infecções podem ser absorvidas pelo sangue e depositadas em tecidos distantes, causando infecções e reações autoimunes. Esse processo chama-se "translocação bacteriana". Outras bactérias, talvez dos alimentos, podem também ter acesso à corrente sanguínea. Evidentemente, inúmeras enfermidades podem se desenvolver em consequência do vazamento intestinal.

Nosso sistema imunológico

O vazamento crônico ou ocasional de proteínas no sangue pode levar períodos variados para produzir sinais e sintomas, o que torna difícil identificar a causa de muitas doenças decorrentes desse problema. Até mesmo fazer a ligação entre os sintomas e um alimento em particular pode ser difícil. Reações retardadas a certos alimentos, de algumas horas a alguns dias, chamadas de "hipersensibilidade retardada", são comuns. A demora é causada pelo tempo necessário para esses alimentos serem processados no estômago, liberados no intestino, absorvidos no sistema circulatório e ativarem uma reação imunológica. Alguns elementos do sistema imunológico exigem até 72 horas para começar a agir contra os invasores.

Caso o glúten permaneça na circulação enquanto está sendo constantemente reposto pela alimentação, ele causará danos a vários tecidos e órgãos do corpo. A sensibilidade ao glúten tem sido vista há muito tempo como um erro do sistema imunológico. Entretanto, o glúten prejudica também muitos tecidos. Já que ele causa danos a tecidos, seja por entrar na corrente sanguínea através da sensibilidade ao glúten ou por outros meios, uma reação imunológica a essas proteínas pode não refletir uma falha do sistema imunológico. A questão principal parece ser se o glúten consegue entrar no sangue. Assim, a doença celíaca representa apenas um pequeno setor da série de reações imunológicas à presença do glúten, seja no trato intestinal ou na corrente sanguínea, porque cerca de 15 por cento da população apresenta algum tipo de reação imunológica às proteínas do glúten.

Na primeira vez em que o sistema imunológico é exposto a uma proteína estranha, há uma demora até que a reação imunológica fique completamente montada. Depois dessa primeira exposição, o sistema imunológico trabalhará rapidamente para procurar e destruir o invasor onde quer que ele apareça novamente. Esse é o resultado das células de memória que foram desenvolvidas contra a proteína estranha durante a primeira exposição. Isso ocorre quer essas proteínas estejam na forma de infecção bacteriana, fúngica, parasítica ou viral, ou como alérgeno.

Assim, entre os geneticamente suscetíveis, depois do primeiro vazamento de glúten no sangue, toda vez que o glúten se apresenta no intestino, o sistema imunológico sadio identifica sua presença por meio de sensores intestinais, e segue-se uma enxurrada de reações imunológicas. Muitas pesquisas têm demonstrado que as reações imunológicas fortes apresentadas por pessoas com doença celíaca provavelmente gozavam de uma vantagem seletiva nas sociedades pré-agrícolas. Pode ser o resultado de uma forma de vacinação.

Vacinação precoce

Muitas vacinas injetam agentes infecciosos mortos na corrente sanguínea, que sensibilizarão o sistema imunológico. As proteínas "invasoras", embora mortas, provocam a criação de células de memória, e assim, da próxima vez que essas proteínas forem detectadas no sangue, pode ser montada uma reação rápida. As reações subsequentes são normalmente tão rápidas que muitas vezes não desenvolvemos nenhum sintoma e provavelmente ficamos alheios ao retorno desse invasor.

A tendência genética para desenvolver o vazamento intestinal pode ter tido uma função similar entre os caçadores-coletores. Os bebês alimentados com pequenas quantidades de outros alimentos, além de sugar o leite materno, podiam estar engolindo muitas bactérias. Algumas das bactérias desses alimentos, e algumas do peito e/ou das mãos de quem os alimentava, passavam do estômago para o intestino. Embora devessem ser exterminadas pelo ambiente ácido do estômago e pelos anticorpos maternos presentes no leite, algumas proteínas deviam permanecer intactas até serem absorvidas através da parede intestinal pela corrente sanguínea. Assim, uma forma bem primitiva e efetiva de vacinação pode ter se desenvolvido.

Mudanças no abastecimento alimentar

Nosso suprimento de alimentos está se estreitando. É uma tendência que o ser humano segue desde que adotou a agricultura, afastando-se das gorduras e proteínas animais, em direção a uma dieta predominantemente cereal. Hoje, ninguém mais consome carne da vasta diversidade de animais selvagens. Nossa dieta fica restrita a uma pequena variedade de carnes domésticas. Não escolhemos livremente entre mais de trezentas espécies de plantas comestíveis, e nos restringimos a uma pequeníssima seleção de vinte a trinta vegetais e frutas, e a maioria escolhe entre um número muito menor, de acordo apenas com a preferência. A maior parte de nossas calorias e muito das nossas proteínas vêm dos cereais, principalmente trigo, arroz, milho e dos derivados do leite – alimentos nunca tocados pelo ser humano até recentemente, como também há uns poucos milhares de anos. Nossa genética não mudou, mas nossa alimentação transformou-se radicalmente, e é aí que reside o problema.

Produtos com glúten e derivados do leite combinam-se para formar os seis alimentos mais consumidos por nós atualmente, embora o leite de vaca e o trigo sejam os dois alérgenos mais comumente relatados no mundo. Se indivíduos geneticamente predispostos a alergias alimentares e sensibilidade ao glúten comem esses alimentos não ancestrais e geneticamente incompatíveis dia após dia, é surpresa que tantos deles sofram de sensibilidades alimentares crônicas?

2
Tipos de doença celíaca e sensibilidade não celíaca ao glúten

Você deve estar pensando por que é tão importante dedicar um capítulo aos diversos tipos de doença celíaca e sensibilidade ao glúten. No capítulo 1, tratamos das inúmeras formas em que o glúten afeta o corpo, entretanto, a maior parte das pesquisas está voltada para somente uma das manifestações da sensibilidade – a doença celíaca. Em função do volume de informações que existe sobre a doença celíaca, ela é a melhor janela para se examinar o vasto domínio da sensibilidade ao glúten. Ainda assim, é importante enfatizar que as pessoas com essa enfermidade representam somente uma pequena parte da população que é afetada negativamente pelo glúten. Aplicar suposições e generalizações sobre uma forma de sensibilidade ao glúten a todos os distúrbios relacionados a ele pode ser perigoso. Neste capítulo, levamos a você informações que vão ajudá-lo a evitar essa armadilha e a identificar os diferentes tipos de sensibilidade ao glúten.

Para entendê-los melhor, vamos tratar da doença celíaca clássica, da doença celíaca atípica, da doença celíaca silenciosa ou assintomática, da doença celíaca latente, da sensibilidade não celíaca ao glúten, e dar exemplos de enfermidades específicas afetadas pelo glúten. Embora todos esses distúrbios respondam bem à alimentação sem glúten, a forma como devem ser tratados em conformidade com a dieta varia muito. Cada forma de sensibilidade tem suas próprias características, sintomas, riscos e graus de resposta ao tratamento. Entender a série de distúrbios reduzirá o risco de mergulhar em suposições sobre sua saúde. Este capítulo também o ajudará a decidir se vale ou não a pena tentar uma dieta sem glúten.

Há também algumas enfermidades específicas, distúrbios e tratamentos não celíacos que podem ser auxiliados por uma alimentação sem glúten, embora ainda não se conheçam bem as razões para sua ação benéfica. Esses distúrbios abrangem lesões intestinais causadas por quimioterapia ou radioterapia, aids e alergias alimentares. É importante não confundir esses distúrbios com doença celíaca, apesar de compartilharem características de melhora clínica com uma dieta sem glúten.

Há ainda variações e incertezas consideráveis relacionadas à sensibilidade não celíaca. Mesmo que fosse só por isso, já seria importante que as pessoas em risco tivessem dados suficientes para tomar uma decisão informada. Os riscos associados às diversas formas de sensibilidade ao glúten não são idênticos àqueles da doença celíaca não tratada. Entretanto, somos forçados a basear muitas das nossas deduções nas pesquisas e experiências especificamente celíacas, começando com a forma mais reconhecida.

Doença celíaca clássica

A doença celíaca clássica é um distúrbio familiar para a maioria dos médicos e outros profissionais da saúde. Uma visão muito limitada da doença celíaca desenvolve-se quando a compreensão fica limitada à clássica apresentação celíaca. Ainda assim, essa forma tem sido muito difundida nos centros de ensino durante os últimos quarenta anos ou mais. Infelizmente, mesmo com sua aceitação quase mundial, quando um paciente apresenta os sinais e sintomas da doença celíaca clássica, o diagnóstico preciso ainda leva uma média de onze anos para ser feito nos Estados Unidos e no Canadá.

Exige também, frequentemente, consultas a inúmeros médicos antes da suspeita. Isso ocorre em grande parte graças à noção superada de que a doença celíaca é muito rara. Essa enfermidade às vezes não é procurada pela crença equivocada de que é um distúrbio que causa pouco dano, por isso pode esperar enquanto outras doenças mais prejudiciais são eliminadas.

O paciente com a doença celíaca clássica chega ao consultório médico letárgico, com aparência pálida, queixando-se de diarreia, gases excessivos e dores abdominais, exibindo sinais de má nutrição, febre baixa e o estômago inchado. Algumas perguntas direcionadas logo vão revelar que as fezes do paciente muitas vezes boiam e são particularmente malcheirosas, sugerindo um alto conteúdo de gordura. Embora seja de se esperar que sinais e sintomas tão expressivos levem a um diagnóstico rápido, normalmente isso não acontece. Essas manifestações clássicas reconhecíveis de doença celíaca são exceções, não a regra, dos pacientes celíacos. Os que apresentarem sintomas atípicos dificilmente receberão um diagnóstico preciso.

> ### Doença celíaca confundida com anemia por deficiência de ferro
>
> Sou uma mulher de meia-idade, da geração nascida no pós-guerra, e moro atualmente na Nova Inglaterra. Logo no início da adolescência, depois de ter desmaiado algumas vezes, o médico da família disse aos meus pais que eu tinha anemia por deficiência de ferro. Como eu acabara de começar a menstruar, o médico atribuiu minha anemia à perda excessiva de sangue durante os ciclos menstruais. Nos 35 anos seguintes, pelo menos quatro médicos diferentes me diagnosticaram com insuficiência de ferro grave provocada por causas desconhecidas. Tratei de aumentar minha taxa de ferro tomando suplementos e comendo alimentos com alto teor desse nutriente, mas tão logo parava com os suplementos, minha anemia voltava.

> Em meados dos anos 1980, comecei a perder peso, passando de 56,5 quilos para menos de 50 (medindo 1,67 metro), e eu me sentia muito cansada. Minha fadiga e incapacidade para me concentrar contribuíram para ser dispensada de dois programas de doutoramento. Desde o início dos anos 1990, passei a me queixar de uma dor crescente na coluna lombar, o que me levou a um endocrinologista. Eu tinha desenvolvido uma osteoporose prematura. No verão de 1997, dores no quadril e problemas de mobilidade resultaram no diagnóstico de uma fratura óssea muito rara no quadril, do lado direito. No verão de 1997, comecei a sofrer de sangramentos gastrintestinais intermitentes.
>
> Por volta de fevereiro de 1998, com sangramento gastrintestinal contínuo, dores abdominais e perda de apetite, o clínico geral me indicou uma gastrenterologista. Nessa época, eu estava pesando 41 quilos e, embora ainda não soubesse, tinha perdido 5 centímetros de altura por causa da osteoporose. Depois de dez minutos ouvindo meu histórico médico e minhas queixas da ocasião, a gastrenterologista disse que era bem provável que eu sofresse de sprue celíaco. O diagnóstico foi confirmado por exames de sangue e pela biópsia. Assim, entrei numa dieta sem glúten. Dentro de três meses, meus exames de sangue mostraram que meus níveis de ferro estavam dentro dos limites normais e, ao me manter numa dieta rígida sem glúten, em quase três anos não tive mais anemia. Meu peso também voltou a uma faixa mais normal; fui capaz de recuperar mais de 7 quilos e tenho conservado meu peso entre 49 e 52 quilos na maior parte do tempo, exceto quando fico sob pressão.
>
> Pat S.

Doença celíaca atípica

Muitos casos de doença celíaca apresentam um só sintoma ou sintomas que não parecem estar ligados a ela. Os exemplos atípicos vão desde cavidades pulmonares que põem a vida em risco, casos graves de artrite reumatoide a dores de cabeça que não passam nunca. É raro o médico suspeitar de doença celíaca frente a esses distúrbios. Há ainda dezenas de outros exemplos de sintomas atípicos, na verdade identificamos bem mais de 150 distúrbios e sintomas, a maioria dos quais poderia ser classificada como "doença celíaca atípica". O apêndice D (p. 211) traz uma lista enumerando-os.

Quanto mais nos aprofundamos na literatura médica, mais difícil fica ignorar a possibilidade de a doença celíaca se manifestar associada a quase todos os distúrbios ou sintomas. A doença celíaca simplesmente não pode ser descartada sem exames minuciosos, e sem suspeita não há motivos para fazer testes. Mesmo aqueles que desconfiam da doença poderão se enganar se levarem em conta apenas os sintomas clássicos.

Doença celíaca silenciosa ou assintomática

Qualquer busca por doença celíaca baseada na presença de sintomas deixará passar a maioria dos casos, porque quase metade deles é clinicamente silenciosa. Mais da metade de todos os celíacos comprovados por biópsia não tem sintomas abdominais na ocasião do diagnóstico, apesar dos danos ao intestino ocorrerem há anos.

Alguém pode argumentar que, se o paciente não apresenta sintomas, ele deve ser deixado de lado até que o agravamento dos sintomas aconteça. Tragicamente, como debatido em centenas de publicações médicas, o primeiro e mais comum sintoma da doença celíaca silenciosa pode ser o câncer. Há também um risco grave de desenvolver outras enfermidades crônicas, que podem abreviar a vida. Para a maioria das vítimas celíacas, portanto, o exame de sangue é a melhor, e talvez a única, esperança de diagnóstico.

Mas esse risco pode ser revertido se a dieta sem glúten for iniciada suficientemente cedo. O risco de malignidade pode realmente ser maior entre os celíacos silenciosos porque poucos deles são diagnosticados, não tendo assim a oportunidade de reduzir seu alto risco para o câncer por meio de uma dieta sem glúten.

Doença celíaca latente

Há muitos casos em que se suspeita de doença celíaca, mas não se encontra nenhuma lesão intestinal; ainda assim, meses ou anos depois, a doença celíaca mostra-se abertamente. Isso acontece em geral com parentes em primeiro grau de celíacos e em diabéticos insulinodependentes recentemente diagnosticados. A biópsia inicial é negativa, só ficando positiva seis meses a três anos mais tarde. A latência e dormência demonstram um fenômeno reconhecido há muito tempo como uma característica perturbadora dessa doença. Não somente os sintomas da doença aumentam e diminuem como a lesão da parede intestinal parece variar.

Essa característica tem implicações importantes. Sugere que deveríamos tratar qualquer pessoa com exames de sangue positivos, mas biópsias negativas, como celíacos em potencial. Mais especificamente, questiona-se se esses exames de sangue antigliadina com resultado "falso positivo" são ou não importantes ou úteis. Revela também um problema em relação a biópsias intestinais como meio de diagnóstico. Como aceitamos a noção de que tais biópsias fornecem um padrão de excelência para o diagnóstico, deveríamos ser alertados sobre a necessidade de repetir o exame regularmente.

Sensibilidade não celíaca ao glúten

Uma multiplicidade semelhante pode ser encontrada na sensibilidade não celíaca ao glúten. Simplificando, as pessoas que têm uma lesão inespecífica na mucosa do intestino, por onde vazam proteínas e toxinas alimentares no sangue, mas não apresentam lesões nas vilosidades intestinais e/ou aumento de células imunológicas intestinais encontradas na doença celíaca não tratada, podem ser consideradas portadoras de sensibilidade não celíaca ao glúten. A identificação dessa forma de sensibilidade ao glúten, que atinge cerca de 20 por cento dos americanos e canadenses, é tão simples como fazer um exame de sangue para anticorpos específicos. Acompanhada do citado aumento dos anticorpos para o glúten, pode ser encontrada na maioria das mesmas enfermidades que estão representadas desproporcionalmente entre os celíacos não tratados.

Dermatite herpetiforme – um exemplo de sensibilidade celíaca e não celíaca ao glúten

> ### Uma dieta sem glúten pôs fim a 33 anos de coceira
>
> Desenvolvi uma erupção cutânea começando nos cotovelos em meu último ano de faculdade. No decorrer de meses, a erupção espalhou-se pelos joelhos e diferentes partes do meu corpo. Isso aconteceu em meados dos anos 1960. Consultei muitos médicos – um alergista e muitos dermatologistas durante muitos anos.
>
> Passados 33 anos depois que a erupção começou, caiu em minhas mãos um artigo da revista *Prevention* que descrevia o caso de uma mulher com dermatite herpetiforme. Eu nunca tinha ouvido falar de doença celíaca, e em quinze minutos fiquei sabendo que tinha uma doença de pele provocada pelo glúten. Era um caso clássico. Imediatamente passei a fazer uma dieta sem glúten e, no terceiro dia, parei de me coçar pela primeira vez em mais de trinta anos.
>
> Fui então ao gastrenterologista. Eu parecia muito saudável para ser celíaca. Ele concordou em fazer um exame de sangue e, depois de pesquisar um pouco, aceitou pedir uma biópsia. Tanto o exame de sangue quanto a biópsia deram positivo para a doença celíaca. Passaram-se alguns meses até a erupção desaparecer completamente. Inúmeros problemas digestivos e ginecológicos também desapareceram.
>
> Barb W.

A dermatite herpetiforme é uma doença de pele crônica provocada pela sensibilidade ao glúten. Também conhecida como doença de Duhring, esse fascinante subgrupo da doença celíaca apresenta-se basicamente na pele. Os locais mais comuns para essas lesões são a parte de trás dos joelhos, nádegas, cotovelos e rosto.

Algumas vezes na forma de erupção e outras como lesões múltiplas semelhantes a espinhas, a dermatite herpetiforme normalmente coça muito. A erupção da lesão é quase sempre simétrica – isto é, se houver uma ou duas lesões eruptivas em uma nádega ou perna, logo haverá aproximadamente o mesmo número no mesmo lugar do outro lado. As lesões da dermatite herpetiforme muitas vezes se desenvolvem depois de exposição ao sol ou ao iodo. Um meio primitivo e não confiável de diagnosticar esse distúrbio era mergulhar um pedaço de pano no iodo e encostá-lo na pele. Se surgisse uma lesão, a dermatite herpetiforme estava diagnosticada. Atualmente os procedimentos de diagnóstico são muito mais precisos.

Cerca de 75 por cento das pessoas com distúrbios de pele provocados por glúten apresentam lesão intestinal na biópsia. É importante reconhecer que os riscos crescentes para câncer e outras sequelas da dermatite herpetiforme são mais ou menos os mesmos que para os outros distúrbios associados à doença celíaca não tratada. Muitos pesquisadores consideram a dermatite herpetiforme uma manifestação cutânea da doença celíaca e sustentam que técnicas aprimoradas revelarão o dano intestinal provocado pelo glúten em todos os casos dessa doença de pele.

Ganha-se pouco, fora a conveniência, quando se continua a consumir glúten no contexto da dermatite herpetiforme. Mas poucos dermatologistas reconhecem essa doença e, com frequência, aqueles que o fazem continuam a recomendar o tratamento com medicação em vez de intervir na alimentação, alheios ao perigo de câncer, que só pode ser prevenido com uma dieta sem glúten. O tratamento medicamentoso pode controlar os sintomas da doença; entretanto o dano insidioso produzido pelo glúten aos tecidos, órgãos e sistemas corporais vai continuar.

Tipos de sensibilidade na doença celíaca

Uma consideração importante, especialmente ao desenvolver o conhecimento sobre a doença celíaca, é reconhecer que os riscos à saúde parecem permanecer constantes para as pessoas com doença celíaca, mas os sintomas, não. Isso significa que algumas pessoas com doença celíaca são estranhamente sensíveis à mais ínfima quantidade de glúten, enquanto outras podem comer quantidades significativas com pouca ou nenhuma reação aparente.

Superficialmente, isso poderia sugerir que alguns celíacos podem comer glúten com segurança, mas as pesquisas não apoiam essa visão. Essa é uma área em que ainda temos muito a aprender, mas parece que existe uma variabilidade da extensão em que o intestino é afetado pelo glúten. De acordo com um relato, menos de 1 grama de glúten diariamente é suficiente para perpetuar a lesão intestinal no celíaco. Os tipos e a variabilidade de sintomas também sugerem que há muitas diferenças individuais de um paciente para outro, particularmente com relação à região do intestino delgado que é afetada.

Uma reação extrema ao glúten

Em 1991, comecei a ter sintomas digestivos e a perder peso. Meu médico iniciou os exames. Por acaso, durante uma consulta, mencionei que me sentia melhor pela manhã se comesse cereal à base de arroz. O médico mencionou que existia um distúrbio chamado sprue celíaco e se apressou a me recomendar uma dieta sem glúten. Eu realmente comecei a me sentir melhor – mas não por muito tempo. A perda de peso continuou e comecei a ficar "desastrada" – derrubava coisas e parecia tropeçar nos meus próprios pés. Os pés e as mãos pareciam feitos de borracha em vez de pele. Perdi mais peso. Com mais remédios e exames contínuos, eu sentia tanta dor abdominal que era difícil fazer qualquer atividade. Eu me sentia exausta o tempo todo, e comecei a ter ataques de pânico. Perdi 38 dos meus 97 quilos. Como sou uma mulher alta, fiquei parecendo uma sobrevivente de campo de concentração. Também surgiram manchas espontâneas pelo corpo. Eu podia ver como um ponto no braço ou na perna inchava, doía como o diabo e, então, ficava num tom púrpura vibrante.

> Em janeiro de 1992 fui hospitalizada. Mal conseguia usar minha mão esquerda. Sentia muito frio e ficava o tempo todo acordada. Tinha fortes dores de cabeça e continuava a perder peso depois de realizar mais exames. Foi chamado um psiquiatra. Ele declarou que eu tinha o que então era chamado de desordem afetiva grave (depressão). Foi sugerido que eu sofria de anorexia. Minhas entranhas doíam, as contorções intestinais eram insuportáveis e eu estava cansada de lutar para sobreviver.
>
> Embora estivesse sob uma dieta sem glúten, estava ainda pior do que quando o médico sugerira que eu era portadora da doença celíaca. Minha salvação chegou quando um nutricionista do hospital começou a monitorar minha alimentação por causa da suspeita de anorexia. Ele me trouxe a cópia de um livreto sobre doença celíaca e na última página havia um aviso para verificar se os remédios que o portador da doença tomava continham glúten. Nove dos onze medicamentos que eu estava tomando continham glúten. Logo que parei de tomar toda a medicação, exceto os remédios para a tireoide, comecei a me sentir melhor.
>
> Lentamente fui recuperando minha energia. Comecei a me sentir humana outra vez. Meu corpo havia se deteriorado tanto que estava devorando a si mesmo na tentativa de achar proteínas. Eu estava morrendo de fome, e se isso tivesse continuado por mais tempo meu corpo não teria sido capaz de se regenerar. Tive sorte.
>
> Deni W.

Aplicabilidade da pesquisa sobre doença celíaca à sensibilidade ao glúten

Poucas pesquisas têm sido feitas no vasto domínio da sensibilidade ao glúten. Assim, nos apoiamos firmemente nas pesquisas sobre doença celíaca para deduzir os riscos e os prognósticos. Os pesquisadores dessa área comumente fazem testes de níveis de anticorpos antigliadina nas pessoas pesquisadas e registram seus resultados. Temos, portanto, achados médicos generalizados sobre a doença celíaca para uma população maior de pessoas sensíveis ao glúten. Existem muitos problemas com essa abordagem. É impossível dizer que todos os indivíduos que são sensíveis ao glúten sofrerão o mesmo risco de uma determinada doença que as pessoas com doença celíaca. A possibilidade de riscos reduzidos levanta algumas questões importantes. Até que ponto devemos ser rígidos ao eliminar o glúten da alimentação? Quais são as implicações econômicas e sociais da exclusão do glúten? Apesar dessas questões, alguns dos cientistas mais bem informados que investigam a doença chegaram a uma posição semelhante à que estamos assumindo. Eles argumentam em favor de um afastamento do foco atual apenas na doença celíaca, para explorar mais completamente a sensibilidade ao glúten.

O renomado pesquisador Michael N. Marsh tem defendido a redefinição da doença celíaca e a troca do nome para "sensibilidade ao glúten". Ele também defende uma definição da doença exclusivamente com base nas reações imunológicas ao glúten. O dr. Marsh limita sua discussão das reações imunológicas ao glúten àquelas que podem ser identificadas por alterações na parede intestinal devido ao contato direto com o glúten.

Por outro lado, outros pesquisadores têm demonstrado claramente que muitos tipos de tecidos humanos são lesionados quando entram em contato com o glúten. Se estivermos montando uma reação imunológica ao glúten, é razoável concluir que estamos vazando algumas dessas proteínas ou peptídeos derivados no sangue. Se eles estão chegando à corrente sanguínea, então é previsível o dano a uma grande diversidade de tecidos.

Em vez de ignorar doentes crônicos e pessoas não celíacas sensíveis ao glúten que não apresentam lesão em tecidos submetidos a biópsia, suspeitamos que qualquer reação imune ao glúten identificável deve ser reconhecida como perigosa. Há fortes evidências que sugerem que todos que tenham uma reação imunológica desse tipo devam ser incentivados a eliminar completamente o glúten da sua alimentação.

3
Como determinar os riscos com atitudes proativas

Os cereais com glúten são a principal causa de muitas enfermidades. Evitar o glúten previne e muitas vezes reverte essas doenças. Você deve esperar passivamente os sinais e sintomas da doença antes de agir? Há muitos casos de pessoas aparentemente saudáveis que parecem sucumbir subitamente a cânceres celíacos, doenças autoimunes ou outras enfermidades graves associadas à doença celíaca, embora houvesse pouca indicação prévia da doença.

Felizmente, há alternativas racionais. Com a ajuda de exames de sangue simples você pode determinar sua composição genética e a presença ou ausência de anticorpos indicando sensibilização ao glúten e doença celíaca. Além disso, com as informações presentes neste livro você pode examinar seu histórico médico e o de sua família para verificar a existência de algum problema em relação ao glúten.

Nenhuma dessas fontes pode diagnosticar conclusivamente a doença celíaca ou a sensibilidade ao glúten. Entretanto, os padrões formados pelo exame ordenado das informações extraídas de todas essas áreas revelarão qual o seu risco de desenvolver uma ou mais enfermidades provocadas pelo glúten.

Informações sobre exames importantes e sobre quando eliminar o glúten de sua dieta serão dadas em capítulos posteriores. Compreender quais sinais indicam risco e como avaliar o seu padrão de risco particular é o primeiro passo importante para a prevenção, interrupção e/ou remissão da doença provocada pela ingestão do glúten. A causa de muitos sintomas e queixas muitas vezes fica evidente ao se fazer uma retrospectiva, embora ainda permaneça obscura para aqueles que ainda consideram o trigo o sustento da vida.

Autoexame

Na busca de pistas e sinais de advertência, o primeiro passo é olhar para si mesmo. Afinal, você se conhece melhor do que ninguém, conhece seus apetites, seus vícios e seus hábitos pessoais. Também tem a melhor noção de sua aparência e altura. Quem poderia saber de suas necessidades de sono e níveis de energia melhor do que você mesmo? E quanto às percepções, dores menores, inchaço abdominal e suscetibilidade a resfriados e gripes? Cada pessoa é o melhor especialista de si mesma.

É melhor perguntar agora do que mais tarde

1. Existe alguém na sua família que é comprovadamente celíaco ou sensível ao glúten?

   ❑ sim ❑ não

   Se a resposta for sim, você tem alto risco de ter ou de desenvolver problemas com o glúten.

2. Você ou qualquer membro da sua família é vítima de doença autoimune, como diabetes insulinodependente, doença da tireoide ou doença de Addison (da suprarrenal)?

   ❑ sim ❑ não

Todos esses distúrbios são encontrados comumente em celíacos e seus familiares.

3. Quais são seus hábitos alimentares? Tem apetite incontrolável?

   ❏ sim ❏ não

   Se a resposta for sim, quais alimentos despertam em você um apetite incontrolável? Se os derivados do leite ou alimentos com altos teores de glúten estiverem em sua lista, sugerimos que procure fazer os exames que detectam a doença celíaca e alergias alimentares. Como partes das proteínas do glúten e dos laticínios podem ser altamente viciantes se forem absorvidas regularmente pela circulação sanguínea, a ansiedade para comer esses alimentos é preocupante.

4. Depois das refeições você se sente inchado e incomodado? Precisa afrouxar o cinto? A respiração fica mais difícil? O inchaço é muitas vezes associado ao ganho inexplicável de 1 ou 2 quilos num período de 24 horas?

   ❏ sim ❏ não

5. Você já teve uma ou mais crises de cãibras abdominais?

   ❏ sim ❏ não

   Se sofrer de doença celíaca ou de sensibilidade ao glúten, as cãibras às vezes são tão fortes que podem causar dor semelhante a um choque. Nesses casos há sempre uma deficiência de potássio provocada pelo glúten, frequentemente acompanhada de deficiência de magnésio e/ou cálcio.

6. Você tem reações estranhas ou viciantes ao álcool?

   ❏ sim ❏ não

   Isso pode ser um sinal de sensibilidade ao glúten. Sabemos que o álcool causa e agrava o vazamento intestinal; muitas autoridades médicas acreditam que o vazamento intestinal é a causa comum, assim como a consequência, das alergias alimentares e da sensibilidade ao glúten.

7. Você é fumante?

   ❏ sim ❏ não

   O vício de fumar também pode ser sinal de sensibilidade ao glúten. O ato de fumar pode representar uma forma neuroquímica de "automedicação" para quem tem problemas com glúten e retardar o diagnóstico, permitindo a progressão da doença. Esse tipo de vício é muito difícil de ser abandonado porque deixá-lo significa mais do que simplesmente lidar com a abstinência. Trará um declínio geral no estado de saúde e, em muitos fumantes veteranos, uma depressão grave – que persistirá até que o problema subjacente com o glúten seja diagnosticado e tratado.

8. Você luta contra a ansiedade e/ou depressão?

   ❏ sim ❏ não

   Esses são sinais comuns de sensibilidade ao glúten.

9. E quanto às suas percepções visuais? Alguma vez já esteve sentado calmamente, olhando a distância, e as coisas pareceram estar muito mais longe do que realmente estavam? Ou, então, ficaram distorcidas?

   ❏ sim ❏ não

   Se teve essas sensações, você pode muito bem ter um problema com glúten.

10. E os seus hábitos de sono? Tem dificuldade para dormir?

    ❏ sim ❏ não

11. Sente necessidade de dormir mais do que o necessário?

    ❏ sim ❏ não

12. Fica desorientado e confuso ao acordar?

    ❏ sim ❏ não

13. Precisa levantar com frequência para urinar à noite?

    ❏ sim ❏ não

14. Você urina, ou já urinou, dormindo?

    ❏ sim ❏ não

    Esses padrões sugerem problemas com glúten ou com as proteínas presentes no leite, ou ambos.

15. Você sente muitas vezes falta de energia para enfrentar os afazeres diários?

❏ sim ❏ não

Seu corpo pode estar lhe dando um aviso. A letargia sem causa conhecida é outro sinal comum.

Baixa estatura é outro importante sinal de problema com o glúten

Várias características físicas, inclusive altura e peso, podem identificar fatores de risco importantes. Pessoas com peso abaixo do normal, e especialmente crianças na faixa dos 10 por cento mais baixos, devem, na ausência de uma sólida explicação médica para essa estatura, pensar em fazer exames. Como a suscetibilidade aos riscos do glúten é em grande parte genética, mesmo quando a baixa estatura parece ser uma característica familiar a possibilidade de que o glúten seja uma causa subjacente em todos os membros da família não pode ser ignorada.

Baixa estatura e atraso no crescimento podem ser alertas importantes. Do mesmo modo como a estatura reduzida foi parte da transição de nossos ancestrais para a agricultura, o atraso do crescimento continua a ser um fator na doença celíaca. De fato, a metade dos jovens celíacos acima de 2 anos de idade são baixos em comparação a outras crianças da mesma idade.

Há muitos relatos de baixa estatura ligada à doença celíaca não diagnosticada. Alguns grupos registram taxas de doença celíaca não diagnosticada em cerca de um quarto das pessoas estudadas. Outros registram que pelo menos metade das pessoas com baixa estatura por causa desconhecida foi diagnosticada com doença celíaca depois de fazer exames. Não é de admirar que esses pesquisadores insistam repetidamente para que todas as pessoas com baixa estatura sejam examinadas. Mesmo quando anormalidades hormonais são encontradas, justifica-se a realização dos exames porque o glúten pode impedir a liberação do hormônio de crescimento.

Obesos celíacos deixaram de ser uma contradição

A obesidade é outro sinal de alerta. Apesar de uma percepção duradoura de que a doença celíaca leva as pessoas a ficarem frágeis, subnutridas e a definharem, há mais celíacos obesos e acima do peso do que abaixo – isso foi revelado por meio de um teste aleatório para doença celíaca.

Fazer checkups médicos regularmente

Há também inúmeros sinais de alerta importantes que aparecem comumente nos exames de rotina feitos no checkup médico anual. Os resultados dos testes, quando abaixo do nível normal ou indicando deficiências, vão servir de alerta e beneficiar quem tem um alto índice de suspeição para doença celíaca e sensibilidade ao glúten.

Mesmo quando os valores dos indicadores sanguíneos ficam próximos da taxa normal, devem ser verificados cuidadosamente:

- deficiência de ferro e anemia por deficiência de ferro
- deficiência de folato
- homocisteína livre elevada no sangue
- deficiência de B_{12}
- fosfatase alcalina elevada ou no limite máximo do normal frequentemente associada à perda óssea provocada pelo glúten (curiosamente, a deficiência de zinco, muitas vezes encontrada na doença celíaca, é comumente associada à fosfatase alcalina no limite mínimo do normal)
- enzimas do fígado cronicamente elevadas por causas desconhecidas
- albumina baixa ou no limite mínimo do normal

Se você sofre de anemia por deficiência de ferro crônica, ou se sua suplementação regular de ferro apenas mantém os índices no limite mínimo da taxa normal, há motivo para preocupação. A parte do intestino delgado onde a maior parte do ferro é absorvida é a mesma em que, na doença celíaca, ocorre a maior lesão causada pelo glúten, por isso a anemia por deficiência de ferro de causa desconhecida deveria ser rotineiramente encaminhada para exames destinados a detectar problemas com a ingestão de glúten.

O folato, ou ácido fólico, é uma vitamina do complexo B fundamental para o desenvolvimento e a manutenção neurológicos e frequentemente se esgota entre aqueles com doença celíaca não tratada. A fim de prevenir a espinha bífida, a suplementação de ácido fólico é de máxima importância para mulheres que desejam engravidar. Níveis baixos de folato são um sinal de alerta para incentivar a pessoa a fazer os exames apropriados.

Um excelente indicador do risco de ataques cardíacos e derrames é o nível de homocisteína livre no sangue. A homocisteína pode estar elevada em cerca de 30 por cento nas pessoas com histórico de ataques cardíacos. Assim como a medição do colesterol e da pressão arterial, o exame de homocisteína deveria fazer parte da bateria de exames de rotina. Quando está no limite máximo ou elevada é motivo de preocupação. A notícia boa é que esses níveis indicam deficiência de folato, vitamina B_6 e/ou vitamina B_{12}, que muitas vezes podem ser suplementados com um complexo B de alta potência. Pode indicar também doença celíaca subjacente, conhecida por causar essas deficiências. Quando a homocisteína não reage bem à suplementação de vitamina B, a sensibilidade ao glúten deve ser considerada uma das causas. Para pessoas com essas deficiências, uma dieta livre de glúten pode ser exatamente o que o médico recomendaria.

Seu histórico médico

Além de acompanhar os resultados dos exames, analisar seu histórico médico também pode ser esclarecedor.

Pressão arterial baixa

Pressão baixa crônica, definida como a pressão sistólica abaixo de 90 e a diastólica de menos de 60, é também comum entre celíacos e é preocupante se os registros médicos revelarem esse histórico. Muito frequentemente, ela é alardeada como sinal de saúde boa, mas realmente pode indicar um problema sério de saúde. A pressão baixa é normalmente acompanhada de tendência a desmaiar e a ter sensações de vertigem. Uma minoria significativa de celíacos também apresenta pressão sanguínea elevada, por isso a ausência da pressão baixa não deve ser uma regra para descartar a doença celíaca.

Azia, refluxo esofágico

Se seu histórico revela que já foi medicado várias vezes para azia, ou para o que atualmente é chamado de refluxo esofágico, existe motivo para suspeitar de doença celíaca. Da mesma forma, se você é uma daquelas pessoas que consome antiácidos além da conta, fazer exames para doença celíaca pode ajudar muito.

Vitaminas C e K, sangramento e hematomas

Alguns pesquisadores acreditam que o distúrbio da deficiência de vitamina C – o escorbuto – é comum entre crianças com doença celíaca e pode resultar em sangramento no intestino ou sob a pele, ou ambos. A deficiência de vitamina K também causa uma variedade de problemas de sangramento e pode ser a causa de alguns dos casos de hemorragia intestinal ou sangramento depois de cirurgia dental relatados em pessoas com doença celíaca. Áreas de erupção púrpura ou vermelha são encontradas em cerca de 10 por cento dos celíacos diagnosticados precocemente, e podem resultar tanto das deficiências citadas anteriormente ou de doença autoimune, em que existe uma deficiência de plaquetas sanguíneas.

À procura de deficiências minerais

Apesar de ingerirem uma alimentação repleta de minerais, algumas pessoas com sensibilidade ao glúten não detectada sofrem de múltiplas deficiências. Elas não absorvem bem os minerais por causa da erosão inflamatória no revestimento do intestino. Os ossos ficam fracos, elas crescem muito lentamente, apresentam baixo desempenho escolar, têm tendência mais pronunciada para a anemia, têm recuperação mais lenta, começam a se queixar de síndromes de dores crônicas e/ou seus sistemas imunológicos deixam de protegê-las de infecções recorrentes. Um denominador comum desses distúrbios pode ser a falta de teor adequado de ferro, zinco, magnésio, selênio e/ou cálcio para a função imunológica apropriada. Na ausência de trauma ou infecção perigosa, essas pessoas podem ter aparência saudável.

Tosse, respiração ruidosa, falta de ar e a relação com o glúten

Uma série de problemas pulmonares, incluindo a bronquite crônica e a asma, caracterizadas por respiração difícil, tosse, falta de ar ou dificuldade para respirar, é comumente causada ou agravada pelo glúten. Pesquisadores estão relatando que um terço dos pacientes celíacos têm alergias respiratórias. De uma variedade de distúrbios pulmonares alérgicos a anomalias no revestimento das vias aéreas, úlceras nas paredes dos pulmões, hemorragia pulmonar difusa e doença pulmonar obstrutiva crônica, os problemas relacionados ao glúten avolumam-se na asma. A respiração difícil por falta de troca adequada de oxigênio é o resultado mais frequente. Os distúrbios pulmonares encontrados em associação à doença celíaca algumas vezes mostram, em biópsias, a evidência de uma anomalia na mucosa dos pulmões semelhante à encontrada nos intestinos. Portanto, a doença pulmonar crônica deveria também sinalizar a preocupação com o glúten. É recomendável que quem tiver problemas alérgicos respiratórios seja examinado para detectar sensibilidade ao glúten.

Outros sinais de seu histórico médico

Se tem lutado com crises repetidas de aftas múltiplas e doloridas na boca; se os dedos mínimos das mãos são curtos e as palmas laranja; se as pontas dos dedos são deformadas; se as unhas são finas, quebradiças e em forma de colher; ou se os leitos das unhas permanecem pálidos quando comprimidos, todos esses sinais podem indicar a presença de doença celíaca ou sensibilidade ao glúten.

Você faz parte de um grupo de risco?

Seu histórico médico também vai incluir enfermidades específicas e doenças. Esses distúrbios podem alertar para a sensibilidade ao glúten, mesmo quando não parecem estar relacionados. Há várias categorias gerais de doenças em que a sensibilidade ao glúten deve ser levada em consideração. São elas:

- alergias
- autoimunidade
- doenças do intestino
- câncer
- atraso no crescimento ósseo
- distúrbios de aprendizagem
- doenças pulmonares
- distúrbios psiquiátricos
- dificuldade para engravidar ou problemas de reprodução
- convulsões

Candidatos com alto risco para doença celíaca – você é um deles?

1. Todos os parentes em primeiro grau de quem tem sensibilidade não celíaca ao glúten ou doença celíaca. Atualmente, alguns profissionais defendem os exames também para os parentes de segundo grau.
2. Todos os pacientes diabéticos insulinodependentes (diabetes tipo 1) e todos os parentes em primeiro grau desses pacientes.
3. Todos os pacientes com tireoidite autoimune (tanto a forma hipoativa quanto a hiperativa) e todos os parentes em primeiro grau.

4. Todos os pacientes com distúrbios neurológicos ou musculares crônicos de causa desconhecida (por exemplo, ataxia e neuropatias periféricas).
5. Todos os pacientes com doença do fígado crônica/enzimas do fígado anormalmente elevadas de causa desconhecida. Isso abrange esclerose biliar primária, a doença que recentemente resultou na morte prematura da lenda do futebol americano Walter Payton.
6. Todas as crianças osteoporóticas (por exemplo, crianças que sofrem fraturas frequentes causadas por impactos leves/baixos).
7. Todas as mulheres osteoporóticas depois da menopausa que não respondem a terapias convencionais.
8. Todos os epiléticos com histórico de enxaquecas, transtorno de déficit de atenção/hiperatividade (TDAH), e/ou depósitos de cálcio no tecido cerebral.
9. Todos os indivíduos com dores de cabeça crônicas que não respondem à intervenção médica convencional, especialmente os que apresentam queixas associadas de tontura ou desequilíbrio.
10. Todos os pacientes com deficiência de ferro ou anemia por deficiência de ferro de causa desconhecida.
11. Todas as mulheres grávidas, especialmente as que têm histórico de infertilidade, abortamento, partos de bebês com peso baixo, anemia, ou outras decorrências desfavoráveis na gravidez.
12. Todas as crianças consideradas para um diagnóstico de transtorno de déficit de atenção/hiperatividade (TDAH).
13. Todas as crianças com problemas de aprendizagem.
14. Todos os pacientes com doença celíaca que fazem uma dieta sem glúten, mas apresentam sintomas persistentes ou recorrentes.
15. Todos os pacientes com síndrome de Down.
16. Todas as pessoas com síndrome de Turner.
17. Todas as pessoas com depressão grave, que não respondem à medicação antidepressiva convencional.

Seu histórico de trabalho

Sua área de trabalho, no passado e no presente, também pode ser um fator importante para determinar seu risco à sensibilidade ao glúten. Entre os que trabalham em moinhos de farinha e padarias, os pesquisadores têm encontrado aumentos drásticos dos anticorpos IgG contra o glúten, os mesmos anticorpos que se formam ao consumir glúten. Esses achados sugerem que as pessoas que trabalham com farinha são mais propensas a desenvolver uma reação imunológica sistêmica ao glúten por meio de uma reação na mucosa que reveste os pulmões.

Sua árvore genealógica

Ao examinar o histórico de saúde da família, a presença de qualquer enfermidade encontrada mais comumente nos pacientes celíacos ou com sensibilidade ao glúten deve também alertá-lo para a possibilidade do seu próprio risco crescente.

Os doutores Chris Reading e Ross Meillon, da Austrália, criaram um excelente guia para desenvolver um quadro informativo do histórico da saúde da família em seu livro *Your Family Tree Connection*. Há muitas evidências apoiando essa abordagem. Quase metade dos parentes próximos de pacientes celíacos teve aumento de permeabilidade intestinal e, portanto, maior probabilidade de ter tanto sensibilidade ao glúten como doença celíaca. O câncer também atinge familiares de pacientes celíacos com mais frequência.

Ao começar a pensar sobre a suscetibilidade para a doença à luz dos laços familiares e, portanto, sobre o fundo genético, uma série de estratégias preventivas entra em ação. Por exemplo, se uma mulher deu à luz um filho com espinha bífida, há uma evidência clara de deficiência de ácido fólico e, portanto, do aumento do risco de doença celíaca na mãe. Além disso, um em cada catorze pacientes com síndrome de Down tem doença celíaca não detectada. Se você tiver um filho com síndrome de Down ou com espinha bífida, o próximo passo a dar é realizar os exames para detectar a sensibilidade ao glúten e a doença celíaca.

Se você faz parte de um dos grupos de pessoas que apresentam um risco fora do comum de ter ou desenvolver doença celíaca, deve se submeter rotineiramente a exames específicos. Deve se preocupar com a doença celíaca latente e, se o primeiro rastreamento for negativo, deve agendar novos exames com intervalos de alguns anos.

Informar-se sobre a história da sua família pode ajudar muito. O próximo capítulo deste livro lhe dará informações sobre a variedade e o valor relativo de se fazer esses testes.

Histórico familiar de doença celíaca, oito anos de diarreia crônica e, finalmente, um diagnóstico...

O dia em que recebi meu diagnóstico de doença celíaca, eu chorei. Depois de oito anos de diarreia crescente, finalmente eu tinha uma resposta. Havia passado por tantos exames! Inicialmente, eu atribuíra minha enfermidade ao fato de ter bebido água não tratada ao visitar minha irmã no Texas, pouco depois de ter dado à luz meu segundo filho, em 1991. Mencionara diversas vezes ao médico da família que meu pai tivera doença celíaca, mas pedi para fazer exames apenas em novembro de 1999. Fui diagnosticada depois de uma endoscopia e uma biópsia.

Chorei também porque estava triste. Meu pai ficou tão doente que morreu aos 66 anos, devido às complicações da doença, pois não teve acesso aos recursos que temos hoje. Ele recebera um livrinho de receitas do Hospital Infantil de Toronto, no Canadá, e também pesquisou sobre a doença em bibliotecas, mas lhe faltaram as incríveis conexões da internet.

Muitas vezes imagino que a falta de nutrientes no meu corpo me levou a ter câncer de mama aos 37 anos. Todos os médicos me disseram que não havia ligação, mas vi meu pai passar por quimioterapia quando ele teve um linfoma. Frequentemente me pergunto se eles apenas não tinham certeza. Minhas lágrimas correram facilmente. Eu estava me sentindo tão anormal e tão doente – compreendo

> perfeitamente por que as pessoas se voltam para os antidepressivos quando sofrem dessa doença. Enfim, descobri uma luz no fim do túnel e agora estou vivendo uma vida mais completa.
>
> Lynn P.

4
Exames para todos os tipos de sensibilidade ao glúten

Agora que você já tem conhecimento de qual pode ser o seu risco, basta escolher um exame, ou uma série deles, apropriado para você, suas preocupações e seu orçamento. Parece uma questão simples, mas é um pouco mais complexa. Há muitas crenças equivocadas sobre a doença celíaca que precisam ser corrigidas. Por exemplo, soubemos de pessoas que já estavam sob uma dieta sem glúten sendo avaliadas para a presença da doença celíaca. Com uma exceção importante – a pesquisa retal –, não há procedimento diagnóstico conhecido que seja confiável para identificar a doença celíaca quando o paciente já vem seguindo uma dieta rígida sem glúten, mesmo que seja por apenas algumas semanas. Este capítulo oferece informações que explicam os diversos testes, de acordo com as necessidades particulares de cada um, e vai orientá-lo sobre como passar pelas armadilhas dos exames.

O que você procura?

Há diversos exames que identificam a sensibilidade ao glúten ou a doença celíaca. Alguns deles vão identificar um dos distúrbios e apenas sugerir o outro, enquanto outros exames só identificarão um dos dois. Nossas reações ao glúten podem ser rastreadas de inúmeras formas: biópsias de pele, retais e intestinais; testes genéticos; exames de saliva. Cada exame tem seus pontos fortes e fracos. Cada um fornece percepções de como você reage ao glúten, por isso deve escolher aqueles que estejam disponíveis e direcionados para a sua necessidade.

Custo, conveniência e conforto também são importantes para fazer a escolha certa. Como somos únicos e cada um reage de forma diferente, não é suficiente confiar em um só tipo de exame. Sua escolha deve se basear em suas necessidades e circunstâncias, não na conveniência ou no conhecimento do médico. Por exemplo, pessoas cujos irmãos foram diagnosticados com doença celíaca podem escolher fazer o rastreamento para determinar se possuem os indicadores genéticos HLA para doença celíaca ou sensibilidade ao glúten. O resultado negativo dará a elas tudo o que precisam saber – que apresentam pouco risco de algum dia desenvolver um problema com o glúten. O resultado positivo, por outro lado, vai indicar com frequência que os membros dessa família já têm, ou podem vir a ter em breve, um problema identificável com o glúten.

Respostas importantes encontradas nos marcadores genéticos HLA-DQ

Como o exame genético de glóbulos brancos está cada vez mais disponível, você e sua família já podem fazer uso desse importante exame de sangue para determinar a propensão hereditária para desenvolver sensibilidade ao glúten e/ou doença celíaca.

O dr. Kenneth Fine, pesquisador renomado nessa área, recentemente constatou que o HLA-DQ2 e/ou HLA-DQ8 estão presentes em cerca de 43 por cento da população normal americana. Ele acredita que se alguém tem a predisposição genética para desenvolver uma doença provocada pelo glúten, a abordagem mais inteligente é evitar os alimentos causadores da doença.

Em alguns casos, entretanto, o exame genético pode ter pouco valor. Quem sofre tireoidite não autoimune, por exemplo, tem quase o mesmo risco de apresentar esses marcadores genéticos que qualquer membro da população em geral. Essa pessoa teria mais sucesso se examinasse seus fatores de risco, como foi ressaltado no capítulo anterior, para determinar se existe alguma necessidade de se preocupar com o glúten. Se houver, um exame mais específico precisa ser feito.

Biópsia do intestino delgado

Uma pessoa nos procurou dizendo que lhe afirmaram que leva de quatro a seis meses para uma lesão intestinal provocada por glúten sarar, assim a biópsia identificará a doença celíaca por até seis meses depois do início de uma dieta sem glúten. Embora seja verdade que possa levar esse tempo, ou até um pouco mais, para os danos causados pelo glúten desaparecerem de vez, é um erro acreditar que a biópsia pode produzir um resultado preciso quando se consome uma dieta sem glúten.

A biópsia é simplesmente uma amostra das células da parede intestinal. Essas células são substituídas todos os dias, o que faz com que a cura da região que está sendo examinada em busca de lesões ocorra rapidamente. Em muitos casos, o intestino parecerá perfeitamente normal depois de apenas uma ou duas semanas de dieta sem glúten mantida rigidamente.

Quem tem um intestino saudável possui milhões de projeções semelhantes a dedos na parede intestinal, as chamadas "vilosidades". Elas melhoram a eficiência de absorção do intestino ao aumentar a superfície da área através da qual os nutrientes podem ser absorvidos. O achatamento das vilosidades reduz essa área a uma fração daquela do intestino saudável. Essa redução causa uma falha substancial na absorção de nutrientes dos alimentos que passam pelo intestino.

O teste atual que tem sido aclamado como "padrão de excelência" para o diagnóstico de doença celíaca é a biópsia feita com endoscópio. É um processo em que um tubo é passado pela garganta, através do estômago e pelo intestino delgado e, então, amostras finas de tecido são retiradas da parede intestinal para serem examinadas com microscópio. Se a biópsia mostrar uma superfície achatada e a dieta sem glúten mostrar melhoras na segunda biópsia, então a doença celíaca é diagnosticada.

Esse procedimento já foi muito controverso, pois somente aqueles que tivessem achatamento da parede intestinal seriam considerados candidatos ao diagnóstico de doença celíaca. Assim, essa doença era considerada rara.

Mas esse teste não é preciso por causa da série de danos que podem sinalizar a doença celíaca. O dr. Michael N. Marsh imaginou um sistema engenhoso para classificar os estágios das lesões causadas à parede intestinal, que não apenas fornece uma abordagem padronizada para avaliar as biópsias intestinais para o diagnóstico de doença celíaca, mas também incentiva uma compreensão mais completa dos mecanismos imunológicos em ação na doença celíaca.

O sistema Marsh ajuda a diagnosticar as reações imunológicas ao glúten que resultam numa série de danos à parede intestinal. Como a doença celíaca é muito variável, foi necessário a criação de um sistema mais dinâmico para a leitura de biópsias. Os sintomas vão e vêm, e o dano à parede intestinal varia de um local para o outro e também com a passagem do tempo. O sistema Marsh capturou o conjunto de danos intestinais que podem resultar da doença celíaca de um modo simples, que permite aos patologistas identificar uniformemente a presença ou a ausência dessa doença. Com exceção do Tipo 0, que retrata tecido saudável, a partir do Tipo 1, que representa infiltração de linfócitos intraepiteliais, até o Tipo 4, que indica tecido danificado muito resistente a tratamento, cada categoria indica um nível de lesão intestinal comumente encontrado na doença celíaca. Assim, a doença celíaca pode ser identificada no estágio inicial e por meio de biópsias que eram anteriormente vistas como inconclusivas.

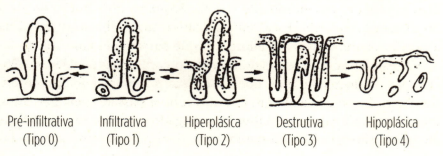

Pré-infiltrativa (Tipo 0)   Infiltrativa (Tipo 1)   Hiperplásica (Tipo 2)   Destrutiva (Tipo 3)   Hipoplásica (Tipo 4)

Se você imaginar o interior do intestino como as amostras ilustradas, poderá ver que a área disponível para a absorção de nutrientes diminui conforme a lesão provocada pelo glúten avança. As lesões dos Tipos 3 e 4 são bem achatadas.

Atualmente há uma variação considerável quanto à perspectiva dos patologistas, principalmente em relação aos sinais que sugerem a possibilidade de doença celíaca. Alguns insistem em que seu trabalho é simplesmente descrever a aparência microscópica desses tecidos sem nunca sugerir a possibilidade da doença. O sistema Marsh elimina esse problema fornecendo um conjunto de padrões para a avaliação de biópsias e orientações claras e critérios para começar a considerar a presença da doença celíaca.

No passado, o gastrenterologista e o endoscopista muitas vezes confiavam no patologista para levantar a questão da doença celíaca, e o patologista esperava a suspeita por parte do gastrenterologista. Apesar dos sinais evidentes, muitas vezes ela não era mencionada. Não é de se admirar que a doença celíaca fosse diagnosticada tão raramente! Graças ao sistema Marsh e outros avanços nos exames diagnósticos o número de erros deve diminuir.

Desafio do glúten

O desafio do glúten consiste em comer diversas porções diárias de alimentos ricos em glúten – como é comum na dieta ocidental média – a fim de medir a reação do corpo. O café da manhã, por exemplo, pode incluir torradas ou cereal. Para petiscar, bolachas, biscoitos ou bolos. O almoço pode ser macarrão ou torta com recheio engrossado com farinha. No jantar, pizza.

O maior obstáculo para o desafio do glúten é que ele muitas vezes é feito por quem já estava seguindo uma dieta sem glúten em razão de pesquisas próprias ou por conselho de um profissional de saúde ou amigo. Sejam motivadas pela dificuldade da dieta sem glúten, por preocupação de parentes, questões relacionadas à cobertura de seguro, impostos, ou outros fatores, essas pessoas retardam a confirmação do diagnóstico médico para doença celíaca por meio de exames de laboratório ou biópsias. Mas, se o paciente já começou uma dieta sem glúten e a parede intestinal teve oportunidade para se recuperar, pode levar cinco anos ou mais (depois que ele voltar a comer glúten) até que o dano intestinal característico de doença celíaca se apresente na biópsia. Muitas vezes também já é bem tarde para obter um diagnóstico por biópsia, exceto pelo desafio retal, de que trataremos depois.

Exame de absorção de açúcar para vazamento intestinal

O teste de absorção de açúcar não diagnostica nenhuma doença. É usado muitas vezes para identificar o aumento de permeabilidade intestinal, ou "vazamento intestinal". O teste baseia-se no reconhecimento das interações complexas entre diversos açúcares indigeríveis, chamados "dissacarídeos", e a função de diferentes partes do trato gastrintestinal. Não conseguimos metabolizar esses açúcares, assim, aquilo que absorvemos no sangue será eliminado na urina. Na pessoa saudável, depois de engolir porções medidas dos açúcares – lactulose e manitol –, quantidades insignificantes deles devem ser absorvidas na corrente sanguínea.

Como as moléculas de cada um desses açúcares têm diferentes propriedades, mesmo onde existe um vazamento intestinal não característico, mais de um açúcar será absorvido e passará para a urina sem alterações, identificando assim o vazamento intestinal e o local em que existe maior permeabilidade.

Mesmo os mais ardorosos defensores desse exame não o veem como um exame definitivo quando usado isoladamente, mas, sem dúvida, é um complemento valioso para outros exames. Por exemplo, ele pode tornar desnecessária uma segunda biópsia intestinal para confirmar um diagnóstico celíaco. A redução de vazamento intestinal depois de cerca de um mês de dieta sem glúten confirmará o diagnóstico. É importante também para acompanhar exames de sangue para rastreamento, fornecendo um quadro evidente das condições do intestino.

O exame de absorção de açúcar limita-se a identificar melhoras relativas. A melhora do estado de um paciente pode ainda exceder o grau de vazamento encontrado em pacientes celíacos não tratados. Limita-se também por outros fatores: o consumo de álcool, antibióticos, esteroides, anti-inflamatórios não esteroides, muitos alérgenos de alimentos que não contêm glúten, condimentos, variações hormonais, infecções, lesões, cirurgias e muitas terapias convencionais para câncer podem alterar a permeabilidade do intestino muito rapidamente. O exame de absorção de açúcar é programado para identificar apenas o estado atual de aumento da permeabilidade intestinal. Os resultados desse exame também podem ser muito enganadores, já que existem tantos outros fatores além da doença celíaca que não são controlados no contexto desse exame e podem exercer uma influência substancial nos resultados.

Exames de sangue

A confiança nas biópsias intestinais pode se tornar uma coisa do passado. Exames de sangue extremamente específicos e reproduzíveis estão prestes a substitui-los. Alguns oferecem a vantagem adicional de identificar pessoas que estão montando reações imunológicas, independentemente de lesões no intestino. Outros somente identificarão doença celíaca avançada. Há uma série deles à escolha. O desenvolvimento dos exames de sangue que conseguem identificar os anticorpos relevantes para a sensibilidade ao glúten pode ser um dos maiores saltos científicos do século passado.

Exame de sangue para pesquisa de anticorpos antigliadina (AGA)

Ao colocar um pouco de glúten junto a órgãos humanos em uma placa de Petri (recipiente achatado de vidro), o glúten danificará os tecidos. Assim, se uma pessoa sensível ao glúten o consome, corre o risco de danificar órgãos e tecidos do corpo todo. Entretanto, é muito sensato procurar descobrir se o glúten está entrando na corrente sanguínea e fazendo estragos. Agora, vamos lembrar que a gliadina é um membro importante, mas muito perturbador, da família das proteínas do glúten. Fazer exames para pesquisar anticorpos produzidos e dirigidos contra a gliadina é, atualmente, uma das melhores formas de determinar se o glúten está entrando no sangue e, assim, colocando o paciente em perigo.

Nosso sistema imunológico consegue identificar a diferença entre uma proteína do glúten e outra proteína estranha que faça parte estrutural de um vírus ou bactéria, assim reagimos da mesma forma contra todas as proteínas estranhas, mas desenvolvendo anticorpos específicos contra elas. Então, são procuradas duas classes de anticorpos que são sensibilizados com gliadina. Essas classes são identificadas como anticorpos IgG e IgA.

A importância de pesquisar anticorpos antigliadina IgG e IgA e anticorpos IgG

A crítica mais comum feita aos exames de sangue AGA é que eles não são suficientemente específicos. Em muitas pessoas com diferentes enfermidades, muitas das quais não incluem a doença celíaca, são encontrados anticorpos antigliadina em taxas elevadas. Na verdade, tais anticorpos são até encontrados em pessoas aparentemente saudáveis. Por isso, os resultados anormais de AGA são frequentemente considerados insignificantes. A classe de anticorpos IgG é de longe o maior grupo de anticorpos do corpo humano, eles não identificam nenhuma doença específica e estão frequentemente em números elevados em pessoas que têm poucos ou nenhum sintoma. E eles realmente duram bastante, especialmente em comparação com outras classes de anticorpos seletivos. Um período proporcionalmente curto em que há vazamento de glúten na corrente sanguínea resulta em exame AGA positivo por até seis meses, ou mais.

Você deve estar se perguntando qual é a utilidade desse exame. Bem, ele identifica o vazamento intestinal. Diferentemente do exame de absorção de açúcar, ele identifica eventos relativamente recentes de aumento significativo da permeabilidade intestinal quando as proteínas de glúten vazam para a corrente sanguínea.

O IgG é um exame que também alerta para a probabilidade de alergias alimentares adicionais, de instalação tardia, e a possibilidade de toxicidade excessiva no fígado. Pode também indicar a origem da doença, ou um fator contribuinte para o seu estágio. O mais importante é que significa que a pessoa ficou sensibilizada à gliadina e está arriscada a ter sensibilidade ao glúten ou a qualquer uma das formas de doença celíaca.

Todos os pacientes com taxas elevadas de anticorpos antigliadina IgG e/ou IgA devem ser tratados seriamente e monitorados com cuidado. Todas essas pessoas devem fazer rotineiramente exames de sangue para doença celíaca.

Sensibilidade ao glúten e alergias alimentares – diagnóstico com exames de sangue

Desenvolvi uma área côncava nas costas mais ou menos na altura dos rins. Crescia lentamente e tinha se tornado dolorosa. O médico da família sugeriu que deveria ser um tipo de necrose de tecido gorduroso. Consultei três especialistas e todos admitiram ser incapazes de oferecer um tratamento que revertesse ou interrompesse o problema. Eles não conseguiram identificar a doença. Receitaram-me apenas uma medicação para a dor. Eu dormia a noite inteira e grande parte do dia e engordei por falta de atividade física. Fiquei deprimida e mal conseguia cuidar dos meus filhos, que tinham 6 e 8 anos na ocasião.

Como os médicos estavam desorientados, o meu sangue foi colhido para a detecção de doença celíaca. Eu tinha anticorpos antigliadina elevados, mas o médico da família era cético quanto ao valor desses exames.

O resultado do exame ELISA IgG revelou sensibilidade ao glúten, laticínios e dezessete outros alimentos. Após uma semana sem os alimentos prejudiciais para mim, a dor desapareceu. Parei a medicação e passei a precisar de menos tempo de sono. Na semana seguinte a concavidade criou um prurido e a área atingida começou a encolher.

Ainda hoje, se eu ingerir acidentalmente glúten ou laticínios, fico com dores nas articulações.

Kari K.

Anticorpos IgA

Outra classe de anticorpos antigliadina facilmente identificada, e com frequência de muita ajuda, é a dos anticorpos IgA. Eles têm em geral uma duração mais breve do que os anticorpos IgG, o que os torna úteis para monitorar a conformidade da alimentação. Entretanto, eles são valiosos, especialmente em combinação com exames para anticorpos IgG, para rastrear grupos grandes quando se procura pela doença celíaca. Os exames de anticorpos antigliadina são comparativamente baratos, e quando usados em conjunto são muito bons para identificar quem deve se submeter a biópsia e ao exame para anticorpos antiendomísio.

Exame de anticorpos antiendomísio (EMA)

O endomísio é um tecido conectivo que cobre determinadas fibras musculares. O desenvolvimento do exame de anticorpos antiendomísio resultou do reconhecimento de que os anticorpos contra esse tecido estão presentes em mais de 90 por cento dos celíacos que consomem glúten, além de desaparecerem muito rapidamente depois da eliminação do glúten. Essa forma de exame de sangue foi desenvolvida seguindo o reconhecimento da ligação com a doença celíaca e a demonstração de que se trata de um problema autoimune, já que esses anticorpos atacam o endomísio.

Temos conhecimento de pacientes que colheram sangue para o exame de anticorpos antiendomísio para doença celíaca enquanto estavam sob uma dieta sem glúten. Vamos parar e raciocinar um pouco. Como os anticorpos antigliadina IgG sobrevivem por seis meses ou mais, os exames de anticorpos antiendomísio são usados muitas vezes para verificar se os pacientes celíacos estão seguindo uma dieta sem glúten. Se os anticorpos antiendomísio estiverem baixos ou não forem detectados, acredita-se que o paciente celíaco esteja fazendo a dieta sem glúten. Qual o sentido de fazer um exame de anticorpos para identificar a doença celíaca quando o paciente já está seguindo a dieta sem glúten? Esse erro pode ser terrivelmente enganoso e acarretar consequências desastrosas.

Esse teste é muito sensível e identifica 90 por cento ou mais dos pacientes com paredes de intestino achatadas, mas algumas evidências sugerem que ele é menos confiável na identificação de casos de lesões intestinais menores. Alguns receiam que a confiança apenas no exame de sangue possa deixar passar um número significativo de casos de doença celíaca. Talvez, mas há algumas questões importantes a considerar. Sem esse exame de sangue, atualmente não estaríamos cientes da frequência estarrecedora com que essa doença se apresenta silenciosamente na população em geral. Mesmo aceitando que alguns casos não serão detectados por esse rastreamento, quando bem conduzido, o exame de anticorpos antiendomísio revelará uma taxa de doença celíaca muito próxima de 1 por cento da população americana.

Quando usado em conjunto com os exames de anticorpos antigliadina IgG e IgA, obtêm-se informações valiosas, permitindo ao paciente fazer uma escolha consciente, se deseja ou não continuar consumindo glúten.

Uma confiança maior nos exames para anticorpos antigliadina e no EMA já ocorre na Europa há mais de uma década. O que certamente oferece uma grande melhora na situação atual, em que apenas uma fração mínima da doença celíaca chega a ser diagnosticada. Embora ainda não seja a solução perfeita, ela oferece algumas possibilidades interessantes e, como parte do arsenal crescente de armas contra a alimentação com glúten, endossamos sinceramente seu uso quando limitado à detecção do problema. Entretanto, um exame EMA negativo tem valor limitado para excluir a hipótese de doença celíaca. Esse teste é também limitado pela necessidade de observação e avaliação individual de glóbulos corados.

Exame para antitransglutaminase tecidular (tTG)

Entre os exames de sangue para detectar a doença celíaca, esta é a novidade mais recente. Trata-se de mais um passo para resolver o quebra-cabeça da doença celíaca. A transglutaminase é uma enzima que forma uma parte normal do endomísio e é envolta em tecido reparador. É a parte do endomísio atacada pelos anticorpos antiendomísio. Como os anticorpos tTG podem ser identificados por computador, isso elimina uma das maiores fraquezas do exame EMA, citado anteriormente.

O exame tTG identifica normalmente cerca de 98 por cento dos que sofrem da doença; é um exame muito específico, portanto pode ser feito para excluir a doença celíaca em cerca de 95 por cento dos casos. É aparentemente superior ao exame de anticorpos antiendomísio não apenas porque é mais barato, mas também porque é um pouco melhor para identificar a doença e os desvios de interpretação são reduzidos pelo rastreamento do computador.

Uma nova perspectiva

Há um exame de alto nível para a avaliação da doença celíaca. Uma simples gota de sangue é tudo o que esse exame requer, e os resultados saem em apenas uma hora.

Desafio retal

Existe outra inovação para o diagnóstico da doença celíaca que responde a muitos dos problemas atuais e erros de exames. Um pesquisador do século XX, que chegou ao século XXI bem antes de nós, o dr. Michael N. Marsh, deu início a novos caminhos na pesquisa celíaca para este milênio. Além de criar o padrão pelo qual patologistas bem informados do mundo todo avaliam as amostras de biópsia para sinais de doença celíaca, Marsh e seus colegas também desenvolveram um exame superior à biópsia intestinal para identificar a doença. Conhecido como desafio retal, é um procedimento que pode ser conduzido no consultório médico usando instrumentos de plástico, e os resultados ficam prontos em questão de horas.

Como o nome sugere, é um procedimento que envolve em primeiro lugar a retirada de uma amostra para biópsia da mucosa retal. Coloca-se então uma suspensão de glúten no local da biópsia, seguida de uma segunda biópsia da mesma área depois de quatro horas ou mais.

A análise computadorizada desses tecidos identifica as reações imunológicas ao glúten, se estiverem presentes, levando assim ao diagnóstico adequado. Apesar da nossa descrição bem simplificada, a questão principal é que esse teste distingue as pessoas cujos sistemas imunológicos são sensibilizados pelo glúten daquelas que não reagem a ele.

Quando o desafio retal foi apresentado inicialmente, no final dos anos 1980, ele não foi bem recebido. A objeção mais comum é que ele identifica muitos casos de doença celíaca. Muitas autoridades consideraram que era impossível tanta gente sofrer desse mal.

A partir dessa época, exames inovadores, como o EMA e o ELISA IgG, IgA e tTG, aumentaram drasticamente a taxa de diagnóstico de doença celíaca, a ponto de atualmente ela ser diagnosticada em cerca de 1 por cento da população investigada. No exame de sangue ELISA, um scanner identifica complexos de moléculas atacados por anticorpos antiendomísio, e pode ser usado para medir a reação de uma série de anticorpos para o glúten e para detectar muitas alergias alimentares. Portanto, como o crescente número de exames de sangue tem demonstrado, a objeção mais comum para o desafio retal não é legítima.

O segundo posicionamento mais comum contra esse teste é a natureza embaraçosa do procedimento. Os exames AGA, EMA e ELISA tTG são certamente mais confortáveis, convenientes e menos invasivos. Só podemos considerar a crítica válida e reconhecer que isso impede muitas pessoas de realizarem esse exame. O EMA e o tTG oferecem resultados precisos e reproduzíveis, mas, quando negativos, não excluem completamente a possibilidade da sensibilidade ao glúten ou da doença celíaca. Para pessoas destemidas e dispostas a passar por este procedimento, ele pode ser de grande valia.

Vantagens do desafio retal

1. Diferentemente da biópsia de intestino, ele identifica uma reação imunológica ao glúten, e somente ao glúten.
2. Custa menos do que a biópsia.

3. É um pouco mais embaraçoso, mas muito menos invasivo que a biópsia intestinal.
4. Reduz o risco de erros relacionados às lesões intestinais fragmentadas.
5. Também detecta os casos mais brandos de doença celíaca, que não são identificados quando são feitos apenas exames de sangue.
6. Identificará com confiança a doença celíaca por seis meses depois que a dieta sem glúten foi iniciada, diferentemente de qualquer outro exame para doença celíaca.
7. As biópsias são analisadas por computador, o que elimina o risco de erros provocados devido às variações na percepção de uma pessoa para outra, o que é um problema em alguns tipos de exames de sangue, como acontece em biópsias do jejuno e no EMA.
8. Os resultados são dados em uma única forma numeral, assim sua interpretação é infinitamente menos subjetiva, garantindo uma padronização.
9. Os pacientes podem receber os resultados do exame muito mais rapidamente, em geral no dia seguinte, embora isso logo será superado pela velocidade com que os resultados do tTG ficam prontos.
10. Há um risco reduzido de complicações provocadas pelo exame. Embora seja muito raro nas biópsias do jejuno, o risco é ainda menor na biópsia retal, especialmente porque o procedimento necessita de apenas um dia para se obter um diagnóstico correto. Essa segurança adicional é especialmente importante para bebês, mulheres grávidas, idosos e pacientes gravemente enfermos.

Biópsia de pele, dermatite herpetiforme e dermatose IgA

A dermatite herpetiforme, uma doença eruptiva bolhosa e extremamente pruriginosa causada pelo glúten, só recentemente foi reconhecida como um subgrupo da doença celíaca, embora o debate sobre essa questão ainda subsista. Ela oferece outra abordagem para a obtenção de um diagnóstico acurado de doença celíaca. Se você sofre de lesões de pele provocadas pelo glúten, a chamada doença de Duhring ou dermatite herpetiforme, uma simples biópsia de pele retirada de uma área não comprometida pode firmar um diagnóstico consistente. Muitos dermatologistas são capacitados para retirar a amostra para biópsia e enviá-la para análise. A biópsia revelará uma camada irregular de IgA depositada exatamente abaixo da membrana basal epidérmica, o que confirmará o diagnóstico de dermatite herpetiforme e, por conclusão, a doença celíaca.

Distinguir a dermatite herpetiforme da dermatose linear IgA foi, até recentemente, o único desafio. O patologista podia confiantemente identificar a dermatite herpetiforme quando, sob o microscópio, uma camada de anticorpos IgA depositada abaixo da pele apresentava-se muito áspera e irregular. Na dermatose linear IgA, por outro lado, a camada tem aparência regular e macia.

Em junho de 2001, entretanto, um grupo de pesquisadores relatou um caso de dermatose IgA linear em um paciente que também apresentava diagnóstico de doença celíaca. A doença de pele, associada à doença celíaca, respondeu à dieta sem glúten e voltou durante o desafio do glúten. Gostaríamos que várias doenças de pele semelhantes fossem investigadas da mesma forma.

Exame genético

Se você ou sua família têm suscetibilidade genética à doença celíaca, isso já pode ser facilmente identificado. Os exames de sangue estão sendo usados cada vez mais para identificar marcadores genéticos em glóbulos brancos, como HLA-DQ2, HLA-DQ8 e HLA-B8, todos eles mais encontrados em quem sofre de doença celíaca do que na população em geral. Pode-se argumentar legitimamente que a maior parte das pessoas com esses marcadores não tem nem desenvolverá a doença celíaca. Entretanto, é racional e prudente usar esses marcadores como guias para sugerir a possibilidade de doença celíaca, elevando o nível de suspeição para essas pessoas e reduzindo significativamente o número daquelas que acabam por ter biópsias negativas.

Diagnóstico e dieta sem glúten vitalícia

O processo que leva ao diagnóstico de sensibilidade ao glúten, doença celíaca ou dermatite herpetiforme é muitas vezes bem difícil. A escolha que fazemos dos exames também determinará como vamos lidar com os resultados. Recomendamos o cumprimento rígido da dieta sem glúten caso os resultados sejam positivos em qualquer um dos exames, bem como para parentes próximos de pacientes celíacos. Recomendamos também muitas outras formas de examinar e controlar cuidadosamente o surgimento de doenças adicionais. O próximo capítulo explica a dieta sem glúten e o importante exame de acompanhamento.

5
A vida sem glúten

Agora finalmente você tem um diagnóstico – e pode usá-lo para melhorar ou reconstruir a sua vida. Independentemente dos riscos à saúde provocados pelo consumo do glúten que você deseja evitar ou os problemas de saúde que quer corrigir, o ponto de partida é uma dieta sem glúten. Se for novato nessa área, vai descobrir que eliminar o glúten não quer dizer que você vai eliminar pães, cereais matinais e massas, pois eles fazem parte de nossa cultura gastronômica. A facilidade de encontrá-los nos mercados é em parte responsável por seu apelo sedutor, quase sensual, fazendo com que seja difícil desistir desse tipo de alimento. Enfim, neste capítulo fornecemos informações sobre como reduzir o estresse ao transitar para uma vida sem glúten.

A adoção de uma vida sem glúten oferece muitas recompensas para aqueles que desejam enfrentar este importante desafio.

Como lidar com o vício do glúten

A natureza viciante do glúten é frequentemente deixada de lado. Para alguns, os primeiros dias e semanas da dieta sem glúten são caracterizados por um apetite incontrolável, desorientação, irritabilidade, insônia, depressão, mente nebulosa, fadiga e/ou falta de ar. Se você se encaixa nesse grupo, isso é mais um motivo para reforçar a necessidade de excluir o glúten de sua alimentação. São sintomas comuns da retirada ou desintoxicação dos opioides derivados do glúten e por isso há desequilíbrios neuroquímicos no cérebro. As evidências sugerem que cerca de 70 por cento dos pacientes celíacos apresentam esses sintomas quando começam a dieta sem glúten.

Insistimos na necessidade, durante a dieta, de evitar qualquer vestígio de glúten. Há boas razões para essa recomendação. Pergunte a qualquer pessoa que tenha conseguido abandonar um vício e ela lhe dirá que um dos segredos para ser bem-sucedido é não "trapacear" com pequenas quantidades, em ocasiões especiais ou em momentos de fraqueza. A trapaça, na verdade, mantém o vício ou provoca a recaída. O ex-fumante e o ex-alcoólico muitas vezes dirão que estão a um cigarro ou um drinque de retomar o vício. Eles ficam muito atentos em relação ao primeiro, que, aparentemente sem importância, pode deslizar para o antigo comportamento.

A maioria das pessoas que têm doença celíaca ou sensibilidade não celíaca ao glúten também são viciadas em glúten. Os peptídeos do glúten, semelhantes à morfina, muitas vezes permanecem intactos porque as ligações entre algumas sequências de aminoácidos são muito resistentes à digestão. Quem tem vazamento intestinal deixará esses opioides e outros grandes peptídeos entrarem na corrente sanguínea. O processo viciante provavelmente esteve em funcionamento na maioria dos sensíveis ao glúten e celíacos por muitos anos, talvez desde a infância. Isso torna a exclusão do glúten uma questão mais desafiadora do que se poderia esperar. Exige certamente mais do que uma mera sugestão por parte do seu médico ou do gastrenterologista.

Acompanhamento esclarecido

Aconselhamento

O aconselhamento, que era muitas vezes recomendado como única resposta para legitimar os sintomas da sensibilidade ao glúten e da doença celíaca, pode agora ter algum valor. Como no caso de outros vícios, a resolução bem-sucedida vai exigir muitas vezes uma abordagem sistemática e bem fundamentada. Muitos grupos de apoio proporcionam o contato necessário com outras pessoas que passaram pelas mesmas experiências, mas outros também precisam da intervenção de profissionais de saúde especializados em tratamento de vícios.

A exclusão alimentar do glúten não só envolve lutar com os aspectos físicos e psicológicos dessa abstinência, mas também exige acostumar-se com a natureza socialmente excludente dessa dieta, já que a comida e a bebida quase sempre estão presentes nos encontros sociais. Onde existem alternativas sem glúten, o risco de contaminação é muito grande. Mesmo as bebidas precisam ser avaliadas com cuidado. Isso muitas vezes determina o isolamento de quem é sensível ao glúten e sua relutância em comparecer a qualquer ocasião social.

Outro problema importante surge quando a sensibilidade ao glúten é trivializada. Os pacientes sensíveis precisam receber apoio e orientação necessários para abandonar o vício, além de necessitarem de um monitoramento cuidadoso. Em alguns casos, haverá também a necessidade de exames e tratamentos para problemas desenvolvidos pelo longo período de ingestão de glúten.

Frequente um grupo de apoio

Insistimos na necessidade de frequentar um grupo de apoio. Felizmente, eles já existem, e muitos estão surgindo pelo mundo afora. Procure na internet um próximo de onde você mora. Os grupos de apoio normalmente produzem boletins com informações sobre alimentos sem glúten e produtos seguros, marcas de produtos que deixaram de usá-lo e dicas de como se manter firme na dieta. Os eventos sociais proporcionam oportunidades para os membros trocarem experiências, receitas e novas informações sobre uma série de tópicos relevantes. O aconselhamento dado pelos membros mais antigos é muitas vezes inestimável para os recém-chegados, e o sentido de comunidade também é muito valioso para todos.

Ambiente doméstico sem glúten

Se alguém foi recém-diagnosticado como celíaco na família, você tem bons motivos para implementar uma vida familiar sem glúten. Antes de tudo, os cuidados devem prevalecer na família toda. Não apenas o ambiente será mais seguro para a pessoa celíaca/sensível ao glúten, como também ajudará os outros membros a desenvolver um entendimento melhor dos desafios enfrentados pelo parente sensível ao glúten, além de assegurar uma dieta mais saudável para todos no ambiente doméstico, o que pode levar a melhoras de saúde inesperadas para outros membros da família. Um ambiente sem glúten também reduz a carga de trabalho na cozinha, pois há apenas o preparo de um tipo de refeição para todos.

Exames para outras alergias alimentares

A presença de outras alergias alimentares é uma regra entre os sensíveis ao glúten. Exames para as alergias mais comuns, como as ligadas ao leite, à soja e ao ovo, são uma estratégia fundamental do programa para recuperar a saúde depois da identificação de problemas com o glúten. O exame ELISA IgG para alergias alimentares tardias é a nossa atual recomendação.

Densitometria óssea

Setenta por cento de todos os celíacos não diagnosticados têm perda significativa de densidade óssea. Se este for o seu caso, a densitometria óssea deve ser feita anualmente.

Essa providência vai confirmar se a dieta e a suplementação de nutrientes para os ossos estão efetivamente revertendo o dano ocasionado anteriormente pelo glúten. Esse exame feito regularmente é muito importante por causa da preocupação atual com a suplementação de cálcio em altas doses para quem está com a densidade ósseo-mineral comprometida. Atualmente, as publicações de pesquisas que apresentam mais promessas para a remineralização óssea em pacientes celíacos – além de seguir uma dieta sem glúten rígida – favoreçam claramente a asimilação do magnésio e do zinco, assim como a suplementação das vitaminas D e K.

Exames regulares da tireoide

Os exames laboratoriais para o funcionamento da tireoide limitam-se normalmente aos exames de sangue direcionados para o hormônio estimulador da tireoide (TSH) e o T4 livre. Em circunstâncias normais, esse procedimento é perfeitamente adequado, entretanto, dada a elevada taxa de doenças autoimunes da tireoide entre os sensíveis ao glúten, são justificáveis exames mais extensos para qualquer pessoa sensível ao glúten e para seus parentes diretos. Os exames regulares também devem incluir o monitoramento dos níveis sanguíneos de tri-iodotironina e tiroxina (T3), com anticorpos antitireoidianos para assegurar que qualquer problema autoimune da tireoide provocado por glúten seja identificado logo. Têm havido relatos de que a detecção precoce e a subsequente dieta sem glúten revertem a doença autoimune da tireoide.

Curva glicêmica

Exames direcionados também devem ser feitos em resposta aos riscos de hiperglicemia (nível elevado de glicose no sangue) e diabetes tipo 1, que são substanciais entre pessoas sensíveis ao glúten. Os parentes em primeiro grau também devem ser examinados para o diabetes tipo 1 e doença celíaca.

Exame para o funcionamento do fígado

O funcionamento do fígado também deve ser observado cuidadosamente nas pessoas sensíveis ao glúten. Algumas enzimas do fígado apresentam-se muito anormais no momento do diagnóstico. Em muitos casos, essa condição se normalizará com a dieta sem glúten. Acreditamos que é importante ficar atento a essa tendência se você for uma pessoa sensível ao glúten cujo fígado não reage bem a ele. Essas perspectivas provavelmente não justificam se submeter a um desafio do glúten. Assim, examinar os níveis de enzimas do fígado durante o diagnóstico ou logo depois proporcionará informações valiosas.

Exames oftalmológicos trimestrais no primeiro ano

Pode parecer excessiva a recomendação tão frequente de exames oftalmológicos, mas as dores de cabeça e o desconforto causado pela visão borrada afetam o dia a dia. Como muitos celíacos recém-diagnosticados experimentam muitas mudanças durante o primeiro ano, esses exames regulares e as consequentes alterações nas lentes corretivas podem ajudar a reduzir o impacto negativo das mudanças e as dificuldades.

Cuidados dentários

É importante informar o seu dentista sobre sua sensibilidade ao glúten, porque ela pode causar defeitos no esmalte, como ranhuras horizontais e verticais, assim como o aumento de cáries. Além disso, a doença crônica periodental com gengivas não saudáveis pode ser resultado da sensibilidade ao glúten – e não da falta de higiene bucal, como muitas vezes se pensa. Uma dieta sem glúten pode reverter esse problema, já que é uma intervenção menor, o que pode ser preferível a intervenções cirúrgicas na gengiva doente.

Cuidados nutricionais

Ao descobrir que você é sensível ao glúten, tome cuidado com as armadilhas.

Terapias de dessensibilização

São procedimentos eficientes para reduzir os sintomas da sensibilidade ao glúten, da doença celíaca e de outras alergias. A administração de pequenas quantidades de uma substância tóxica ou que cause alergia na tentativa de dessensibilizar uma pessoa é o princípio de funcionamento das vacinas antialérgicas. Elas também podem funcionar no princípio de adaptação descrito por Hans Selye setenta anos atrás. Essas terapias, entretanto, especialmente na área das predisposições genéticas, como na sensibilidade ao glúten, podem levar a muitas consequências, como Selye tanto tempo atrás também descreveu em seu trabalho. Morte precoce foi o resultado consistente da adaptação a estressores físicos crônicos. Morte prematura é a consequência da exposição continuada ao glúten para uma pessoa sensível a ele.

Em resumo, as terapias de dessensibilização desarmam o sistema de alarme proporcionado pelo nosso corpo. Ao reagir a determinada substância, o corpo está dizendo à pessoa, tanto por sintomas como por reações imunológicas fora do normal, que essa substância não é saudável. Suspeitamos que essas reações tenham se desenvolvido durante o processo evolucionário. Se certos alimentos ou substâncias nos fazem sentir mal, e se sabemos quais são eles, devemos – a menos que o apetite voraz supere a autodisciplina – evitá-los. Aqueles que não se sentem mal após consumir substâncias alergênicas estão mais sujeitos a sucumbir diante dos efeitos nocivos desses alérgenos. Bloquear a sutil sintonia corpórea, responsável por nos avisar quando um alimento não cai bem, não é conveniente.

Sem vestígios de glúten

Pelas mesmas razões, ter uma atitude tolerante quanto ao consumo de quantidades mínimas de glúten pode ser arriscado. A ingestão regular de pequenas quantidades pode criar uma adaptação ao glúten semelhante àquela criada pelas terapias de dessensibilização. Pela ingestão crônica de qualquer vestígio, uma perspectiva psicológica pode se desenvolver. Dada a natureza viciante do glúten, a manutenção de uma dieta que tolere "um pouquinho" de glúten cria o risco de uma batalha crônica e desagradável e o possível retorno ao consumo regular.

Ingredientes com glúten em produtos farmacêuticos

Lembre-se de que a ingestão de menos de 1 grama de glúten diariamente é suficiente para perpetuar um revestimento intestinal doentio. Com isso em mente, deixa de ser uma questão mesquinha o fato de preocupar-se com a adição de certos ingredientes em pílulas farmacêuticas, e isso pode apresentar um desafio tremendo, especialmente para quem é muito sensível ao glúten.

Muitas indústrias farmacêuticas têm contratos com fornecedores de alimentos para a aquisição de liga de amido. A menos que seja instruída a não fazê-lo, a empresa compreensivelmente escolhe as alternativas mais baratas. Algumas vezes isso significará o uso do amido de milho. Outras vezes, o custo do amido de trigo será mais baixo. O resultado é que, a menos que o laboratório tenha especificado a origem da liga de amido no contrato com o fornecedor, você pode estar exposto a doses sensibilizantes diárias ao tomar seu medicamento. O farmacêutico, o médico e o laboratório podem não ser capazes de garantir se há ou não vestígios de glúten no medicamento. A melhor estratégia é pedir ao seu médico para especificar que a prescrição pode ser substituída por outra sem glúten. Muitos fazem isso.

Esteroides

Medicamentos esteroides, embora necessários em determinadas circunstâncias, podem apresentar riscos importantes para quem é sensível ao glúten. A desmineralização ou afinamento dos ossos já é um grande risco resultante de anos de consumo de glúten, e os esteroides aumentam esse risco por piorar posteriormente o vazamento intestinal, as complicações com a regulação do açúcar no sangue e a desmineralização dos ossos. Muitas pessoas sensíveis ao glúten passam anos lutando com infecções fúngicas sistêmicas como consequência direta de medicações esteroides.

Com exceção de esteroides necessários para a estabilização da respiração em uma crise de asma, devemos ser muito precavidos no uso desses medicamentos no caso de sensibilidade ao glúten.

Dapsona

Embora essa medicação contra a lepra seja muito eficaz na redução da extrema coceira associada à dermatite herpetiforme, em altas doses ela já se mostrou capaz de causar câncer em ratos. Diante do aumento extraordinário do risco de câncer, da frequência de doenças neurológicas e da superposição desses últimos distúrbios entre pessoas com sensibilidade ao glúten ou doença celíaca, é preciso tomar muito cuidado com a dapsona. A melhor e mais segura terapia para a dermatite herpetiforme continua sendo evitar qualquer alimento com glúten.

Nutrição excelente com a dieta sem glúten

Seguir uma dieta sem glúten não é fácil. Como a maioria das pessoas tem dificuldade para se adaptar, ela é especialmente desafiadora nos seis primeiros meses, até que se mude o modo de pensar, aumente seu conhecimento e crie hábitos saudáveis.

Em geral, a dieta sem glúten exclui todas as comidas feitas com trigo, centeio e cevada. A proibição abrange macarrão, panqueca, massas, pães, pizza e outros pratos assados, exceto quando eles são preparados com farinha de arroz, de milho, de castanha, amaranto, quinoa e outros substitutos do glúten. O apêndice B (p. 208) traz uma lista completa das fontes não seguras de farinha, mas há diversos pontos que precisam ser explicados.

Excluir rapidamente o glúten leva à recuperação do revestimento do intestino delgado e à melhora na absorção de nutrientes, o que pode trazer implicações incríveis para a sua saúde. Atualmente vivemos sob a pressão de horários e por isso fazemos refeições rápidas, então não é uma tarefa fácil seguir uma dieta saudável e equilibrada. Em geral nós, autores, recomendamos refeições com uma grande variedade de carnes branca e vermelha, vísceras, frutas, legumes, ervas e temperos antioxidantes.

Coma alimentos integrais não processados e de plantio orgânico sempre que possível. Assim como os integrais, os alimentos orgânicos são mais saudáveis, pois não contêm substâncias químicas e metais tóxicos, além de possuírem mais nutrientes, inclusive proteína de melhor qualidade e até 30 por cento mais de vitamina C, ferro, magnésio e fósforo.

Recomendamos também de cinco a nove porções de frutas e legumes variados não alergênicos por dia. Quanto mais legumes e frutas você comer diariamente, menos probabilidade terá de desenvolver alergias alimentares e intolerâncias. Os hábitos saudáveis de alimentação reduzem as doenças inflamatórias e resultam na diminuição do risco de ataques cardíacos, derrames e câncer, mas acima de tudo proporcionam uma saúde melhor.

Uma dieta saudável de frutas e legumes deve incluir uma salada mista farta diariamente, temperada com azeite extra virgem, óleo de linhaça ou uma mistura de óleos de ácidos graxos essenciais. Os alimentos ricos em quercetina, como maçã, cebolas comum e roxa, cebolinha, brócolis e frutas como a uva, são altamente recomendáveis. Consuma também os vegetais crucíferos, como brócolis, couve-flor, couve-de-bruxelas, couve, repolho, agrião, couve-rábano e couve-chinesa, excelentes desintoxicantes.

Para aumentar o espectro de multivitaminas e minerais diários, recomendamos a suplementação com mais vitamina C e uma mistura natural de vitamina E e carotenoides. O uso frequente de temperos antioxidantes e anti-inflamatórios, como alho, gengibre e cúrcuma (curry indiano) frescos, e ervas como orégano, dill, tomilho e salsinha no preparo da comida é muito importante.

Gorduras e óleos

O aquecimento repetido de óleos e gorduras os converte em substâncias pró-inflamatórias e cancerígenas, por isso evite o consumo de frituras. Dê preferência a alimentos feitos no vapor, cozidos, refogados e assados. É muito importante evitar todas as gorduras hidrogenadas, óleos e margarinas. As evidências indicam que, quando em excesso, os óleos fabricados pelo homem, encontrados em muitos alimentos processados, agem como substâncias pró-inflamatórias e cancerígenas.

Tenha cuidado ao seguir uma dieta com baixo teor de colesterol. Ter o nível de colesterol sérico extremamente baixo (abaixo de 160 mg/dl) está associado ao aumento de risco de derrame, câncer, morte súbita e suicídio. Em vez de fazer uma dieta de colesterol, recomendamos que aumente seu consumo diário de ácidos graxos essenciais, como uma boa dose de ômega-3 (óleo de peixe, óleo de linhaça e óleo de castanha, por exemplo), ômega-9 (azeite extra virgem) e um consumo mais limitado de óleos ômega-6 (óleos vegetais e de sementes) e ácido araquidônico (gordura animal), inclusive a gema de ovos quentes ou pochés.

Proteína animal

Coma porções de 100 a 170 gramas de peixe gordo fresco (salmão, linguado, sardinha, robalo, truta e cavala, por exemplo) não frito e não alergênico, de duas a cinco vezes por semana. Peixes grandes, como o tubarão e o espadarte, contêm altas concentrações de mercúrio, por isso, devem ser evitados. Porções semanais de moluscos e crustáceos, como camarão, siri e lagosta, são muito benéficas. Mas fique atento porque eles são comumente alergênicos e também podem acumular poluentes.

Sugerimos carne vermelha magra, ovos quentes ou pochés enriquecidos com vitamina E e óleos ômega-3, e, se possível, carne de caça rica em óleo ômega-3, como carne de veado e/ou de coelho uma ou duas vezes por semana. Prefira as orgânicas, pois além de serem livres de antibióticos e hormônios do crescimento, essas carnes acrescentam outro elemento à dieta ao ampliar a série de proteínas dietéticas. Não é fácil encontrar, mas pato, ganso, faisão e codorna silvestres também proporcionam muitas das mesmas vantagens, bem como variedade. Aves domésticas também são uma boa opção se alimentadas com ração e não tratadas com hormônios e antibióticos.

Vísceras, como fígado, coração e pâncreas, e tutano também devem fazer parte da dieta semanal. Por centenas de milhares de anos nossos ancestrais comiam em abundância não somente carnes de veado, peixe e moluscos, mas aparentemente preferiam vísceras à carne musculosa quando essa preciosidade se apresentava à sua frente.

Cuidados na substituição do glúten

É importante estabelecer hábitos alimentares que garantam os maiores benefícios possíveis de uma alimentação sem glúten e sem alérgenos. Por exemplo, substitutos para guloseimas como bolos, bolachas, tortinhas e pães são muito mais calóricos do que seus correspondentes que contêm glúten. Pessoas recém-diagnosticadas que estavam abaixo do peso e tinham o hábito de consumir grandes quantidades de comida podem correr o risco de ganhar excesso de peso, porque sua capacidade de absorção aumentará drasticamente e os substitutos são muito mais ricos em calorias vazias, causando picos anormais nos níveis de insulina e de açúcar no sangue.

Adolescentes recém-diagnosticados são particularmente suscetíveis ao risco de aumento nos níveis de açúcar no sangue. A dieta convencional do adolescente em nossa cultura é carregada de alimentos como arroz, milho, batata, açúcar refinado, petiscos sem glúten e refrigerante. Embora esses alimentos não contenham glúten, quando consumidos em excesso ou diariamente elevam os níveis de insulina e de açúcar no sangue, muitas vezes causando obesidade, pressão alta e muita gordura no sangue, diabetes não dependente de insulina e doenças cardíacas.

Sensibilidades alimentares adicionais

Há relatos frequentes de pacientes celíacos que continuam a sofrer sintomas crônicos mesmo seguindo uma dieta sem glúten rígida. Leite, soja, milho, ovo e outros ingredientes que causam alergias alimentares tardias são escolhas comuns de pacientes celíacos e sensíveis ao glúten. Com a eliminação dos alimentos prejudiciais, muitos sintomas preocupantes diminuem ou desaparecem.

Lembre-se de que as pessoas sensíveis ao glúten também são sujeitas a múltiplas alergias alimentares tardias, com os laticínios no topo da lista bem como o milho, a soja, o ovo, frutas cítricas e frutos do mar. Amendoim e/ou leveduras também são alérgenos comuns. O exame para alergia ELISA IgG é uma ferramenta laboratorial importante para identificar as alergias ocultas e em seguida desenvolver uma dieta saudável. Logo que os alimentos alérgenos forem identificados, deve ser planejada uma dieta rotativa de 2-4 dias. Uma variedade de alimentos não alérgenos ajudarão a dar forma a um organismo mais saudável.

Bebidas

Deve-se evitar bebidas alcoólicas durante os primeiros três a seis meses de recuperação. O álcool causa ou piora o vazamento intestinal, perpetuando assim a doença e retardando a recuperação. Além de eliminar o refrigerante da sua dieta, também recomendamos que não passe de duas xícaras de café normal ou descafeinado por dia. Pense em substituir o café por chá-preto ou chá-verde. É importante beber de oito a doze copos de água filtrada diariamente (cerca de 30 mililitros de água para cada 60 gramas de peso corporal). Se possível, evite água engarrafada ou de bica. Tome cuidado para não substituir água e frutas frescas por sucos, o que pode causar ganho de peso e atraso no crescimento vertical.

Outras recomendações

Consuma alimentos e bebidas que tenham altos teores do bioflavonoide quercetina, que é antialérgica, anti-inflamatória e antioxidante; entre eles, maçã, chá-verde e chá-preto (mas não café), cebolas comum e roxa (mas não a branca) e vinho tinto (mas não vinho branco ou cerveja). O consumo elevado de quercetina na alimentação diária reduz o risco de morte prematura por todas as causas comuns.

Um dia na vida de quem está livre do glúten

Se desejar mais sugestões sobre como estruturar suas refeições sem glúten, apresentamos aqui um modelo de menu dessa dieta, da qual devem ser excluídos alimentos alergênicos de acordo com a necessidade de cada um:

Café da manhã
1 fatia de carne magra e/ou 1-2 ovos quentes ou pochés enriquecidos com vitamina E e óleos ômega-3
fruta fresca
1 fatia de torrada sem glúten ou bolo de arroz com geleia
1 xícara de chá

Almoço
sopa de legumes mistos feita com muitos ossos
    ou
peixe fresco preparado no vapor, cozido ou assado
    ou
mariscos com salada mista farta, legumes e uma tigelinha de frutas frescas

Jantar
carne de caça, vísceras ou músculo
uma quantidade pequena de carboidratos como batata, arroz integral ou macarrão sem glúten
legumes crus ou cozidos no vapor

Petiscos
palitos de salsão ou de cenoura
picles
arenque em conserva
azeitonas
castanhas e sementes

Petiscos ocasionais que têm elevado teor glicêmico
(tome cuidado)
pipoca
salgadinhos à base de milho
batata chips
batatinha frita
bolo de arroz, bolachas e tortas sem glúten
salgadinhos de gergelim

A dieta rotativa

Comer seus alimentos favoritos todos os dias, ou mesmo consumir sempre coisas do mesmo grupo alimentar é o segredo para desenvolver alergias. Isso se aplica principalmente para quem é sensível ao glúten por causa da propensão ao vazamento intestinal. Quando o intestino está vazando, certa quantidade de proteína alimentar é absorvida pela corrente sanguínea. Se isso ocorrer diariamente, ou muitas vezes por dia, o sistema imunológico tende a se tornar sensibilizado a essa substância e começa a montar uma reação imunológica contra ela. Lembre-se de que aquilo que o sistema imunológico reconhece nos micróbios são as proteínas estranhas, contra as quais ele reage. Qualquer proteína estranha, inclusive aquelas dos alimentos que chegam à corrente sanguínea em qualquer quantidade, provavelmente vai disparar uma reação imunológica. Essa probabilidade aumenta com a exposição diária ou mais frequente.

Recomendamos que, depois de comer um determinado alimento, evite esse grupo alimentar por dois dias. Chamamos isso de dieta rotativa.

Se comer batatas na segunda-feira, por exemplo, deve evitá-las até quinta. Pode ser um pouco trabalhoso controlar todas essas questões alimentares, mas os benefícios logo vão incentivá-lo a continuar na dieta rotativa. Uma ferramenta importante é manter um diário alimentar contendo tudo o que você comeu no dia, assim como quando fazemos um diário de anotações do dia a dia.

A rotatividade não só reduz o risco de desenvolver alergias alimentares, mas também força o consumo de uma variedade maior de alimentos não processados, não embalados, com menos substâncias químicas, o que também é uma ótima estratégia para obter uma saúde excelente. O diário alimentar reforça os hábitos nutricionais saudáveis.

Como se alimentar sem glúten fora de casa

Assim como as pessoas que carregam cartões com indicações de contato profissionais, você pode levar um cartão que forneça informações adequadas para os empregados de restaurantes. Os cartões de restaurante podem ser impressos no mesmo formato dos cartões de visita. A seguir, um exemplo desse tipo de cartão:

> **Preciso da sua ajuda. Fico muito doente se ingerir alimentos com glúten.**
> Por isso, sigo uma dieta sem glúten. Preciso evitar tudo que contenha trigo, centeio, cevada, triticale, espelta e kamut (também todos os maltes, PVT, PPT, PVH, PPH e GMS). Preciso evitar também os amidos vegetais, alimentares e aromas naturais, a menos que esteja claro que eles *não* vieram de nenhum dos cereais citados acima. Agradeço sua atenção e cooperação.

Nossa experiência em restaurantes tem sido positiva. Descobrimos que a maioria deles sente-se feliz em poder ajudar e normalmente se sai bem no preparo de refeições sem glúten.

Suplementos dietéticos

Algumas gorduras são absolutamente essenciais ao ser humano. Não podemos nos manter saudáveis sem elas, embora nosso corpo não seja capaz de sintetizá-las. Os cereais têm teores muito baixos de ácidos graxos essenciais ômega-3. Substituir cereais com glúten por outros cereais é um passo na direção ideal, mas essa abordagem continua a deixar de lado a carne e outras fontes de ácidos graxos ômega-3, portanto compromete o bem-estar nutricional. Precisamos obter essas gorduras por meio da alimentação ou de suplementos dietéticos.

Oito aminoácidos são igualmente essenciais para a saúde humana e precisam ser consumidos. Algumas vitaminas essenciais estão disponíveis em abundância em subprodutos animais, como a vitamina B_{12}, e não são encontradas em outras fontes alimentares, nem mesmo nos cereais com glúten. Os seres humanos fazem parte de um grupo animal muito seleto. Aliás, os porquinhos-da-índia e os seres humanos são os únicos mamíferos que não conseguem sintetizar a vitamina C. Assim, ficamos suscetíveis ao risco de escorbuto. Os cereais contêm muito pouco dessa vitamina tão benéfica à saúde. Por causar o abandono de frutas e legumes, consumir cereais reduz a ingestão de vitamina C.

Todos esses fatores se combinam para combater a dieta da moda, aquela que carrega altos teores de carboidratos e grandes quantidades de cereais contendo glúten. Nossas células conseguem utilizar os carboidratos para gerar energia, mas também podem usar gorduras. A diferença é que há algumas gorduras que precisamos obter por meio da alimentação (chamadas ácidos graxos essenciais), enquanto não existem carboidratos essenciais.

Uma dieta adequadamente preparada, com predomínio de proteína animal e poucos cereais, que também inclua muitas frutas, legumes, castanhas e sementes, fornece os nutrientes essenciais para ter uma boa saúde. Deixar de absorver esses nutrientes devido ao consumo excessivo de derivados de cereais causa muitas deficiências que vemos nos dias de hoje, apesar do alto consumo de calorias.

Já que a absorção de nutrientes varia muito de pessoa para pessoa, mesmo em celíacos tratados, aconselhamos uma avaliação individual como a melhor abordagem médica. Dependendo da parte do intestino que sofreu lesão, da extensão do dano, da frequência do consumo de certos alimentos (por exemplo, aqueles que viajam muito têm um risco maior de consumir alimentos não saudáveis), e de há quanto tempo a lesão persiste, pode ser necessário um suplemento específico.

Embora seja uma questão complicada, a suplementação é muito importante para obter uma saúde excelente; portanto, as pessoas sensíveis ao glúten devem prestar muita atenção a isso. O controle regular dos níveis de vitaminas e minerais no sangue é um passo importante. Durante o primeiro ano, o controle mensal ou bimestral proporciona meios para verificar as deficiências e controlar o impacto da suplementação.

Suplementação de magnésio

A suplementação de magnésio é essencial para a manutenção das glândulas paratireoides. Além de serem as grandes reguladoras do metabolismo do cálcio pelo corpo, já foi mostrado que os anticorpos antiendomísio apresentam reação cruzada com os tecidos dessas glândulas. Isso significa que muitas pessoas com doença celíaca obtêm benefícios importantes com a suplementação de magnésio. Só podemos especular que benefícios semelhantes podem ser obtidos por quem tem sensibilidade ao glúten. A deficiência de magnésio pode desempenhar um papel determinante em muitos dos sintomas e distúrbios excessivamente presentes em celíacos e pessoas sensíveis ao glúten não tratados, como osteoporose, enxaquecas, espasmos ou dores musculares, depressão grave, fadiga crônica, tensão pré-menstrual, asma, autismo, doença cardíaca (cardiomiopatias) em crianças e convulsões.

A suplementação com magnésio por um período de dois ou três anos resulta na elevação sérica do hormônio das paratireoides e melhora da densidade óssea.

O impacto da suplementação de magnésio é um exemplo da necessidade de recomendações específicas individuais para quem é sensível ao glúten. Com base nas melhoras clínicas, restam poucas dúvidas de que as pessoas sensíveis ao glúten tenham deficiência desse importante mineral. Entretanto, é difícil medir os níveis de magnésio com precisão, por isso é mais útil monitorar as diversas funções do organismo que melhoram com a suplementação. Por exemplo, a melhora da densidade óssea e dos níveis de hormônio das paratireoides no sangue, bem como a redução ou o desaparecimento de dores nos ossos, tremores musculares e cãibras podem ser bons indicadores de que os suplementos de magnésio estão trazendo benefícios.

Esse importante mineral também solta o intestino, o que pode ser uma bênção para os sensíveis ao glúten que lutam com a constipação intestinal, mas seu uso exige precaução e atenção cuidadosa para quem tem tendência a diarreias.

Suplementação de cálcio

A suplementação de cálcio é recomendada para quem não consegue obter cálcio suficiente por meio da dieta normal ou para quem tem necessidade de mais cálcio, como as crianças em idade de crescimento, mulheres depois da menopausa, idosos, grávidas ou mulheres que estejam amamentando, além de muitos celíacos. Os suplementos são usados para prevenir ou tratar distúrbios graves, que podem causar hipocalcemia (cálcio insuficiente no sangue). O corpo precisa de cálcio para formar ossos fortes e ele também é necessário para que o coração, os músculos e o sistema nervoso funcionem adequadamente. Como a perda mineral óssea é generalizada em celíacos adultos diagnosticados, os suplementos de cálcio são altamente recomendáveis. Lembramos o leitor que a saúde e a densidade óssea dependem de muitos fatores e nutrientes, como magnésio, zinco, boro, vitaminas D e K, além do próprio cálcio, mas não se limitam a eles.

Entretanto, a suplementação excessiva de cálcio à custa da não ingestão de outros nutrientes importantes para os ossos pode levar a problemas graves para quem é sensível ao glúten.

Por exemplo, interfere na absorção de outros nutrientes, como o ferro e o zinco, e também pode interferir na absorção de certos medicamentos e vice-versa. Outros efeitos adversos potenciais de ingerir permanentemente doses altas de cálcio incluem a síndrome milk-alkali (deposição ectópica de cálcio) e a hipervitaminose (isso no caso dos suplementos que contêm cálcio e vitamina D).

Além disso, o cálcio e o magnésio dividem o mesmo mecanismo de transporte para serem absorvidos através da barreira intestinal. Portanto, a suplementação excessiva de cálcio pode sobrecarregar esse mecanismo, inibindo a absorção de magnésio e assim agravando a deficiência de magnésio preexistente ou induzindo a uma deficiência que de outra forma poderia não ocorrer. O magnésio também tem sido identificado como uma causa comum de osteoporose em celíacos, mesmo sob uma dieta sem glúten. Alguns pesquisadores descobriram evidências para uma proporção de 1:1 em dietas de coletores/caçadores, sugerindo uma proporção semelhante para a suplementação de cálcio e magnésio.

Suplementação de selênio

O selênio é um mineral usado para tratar algumas doenças de pele, e pequenas quantidades de suplementação têm sido capazes de diminuir o risco de alguns tipos de câncer. A deficiência de selênio é comum em pacientes não celíacos sensíveis ao glúten e celíacos não tratados, e continua sendo um dos distúrbios mais comuns nos sensíveis ao glúten, levando ao risco de desenvolver muitos outros distúrbios, como propensão para câncer do esôfago e outros tipos de câncer, doenças cardíacas na forma de cardiomiopatias, infertilidade, abortamento, doença renal, doença crônica de fígado, asma, hipoatividade da tireoide, deficiência de testosterona (o selênio é necessário para a produção tanto do hormônio da tireoide como de testosterona), síndrome de Down, autismo e morte acelerada dos portadores de HIV (a deficiência de selênio aumenta vinte vezes o índice de mortalidade por aids!). Dado o aumento do risco de câncer e de morte prematura entre os sensíveis ao glúten, a suplementação de selênio pode ser prescrita para combater não apenas as limitações impostas pela má absorção e dietas pobres, como também as limitações causadas pela deficiência de selênio no solo de algumas regiões agrícolas.

Suplementação de ferro – precauções

Não há dúvidas de que a deficiência de ferro é um problema importante e disseminado entre pessoas sensíveis ao glúten. Muitas vezes, basta eliminar o glúten da alimentação para resolver o problema. Por outro lado, a suplementação de ferro adicional pode ser muito importante para estabelecer e manter uma saúde excelente naqueles pacientes em que a deficiência persiste. É extremamente importante identificar a deficiência em bebês e crianças porque em sua forma crônica ela pode ser associada à perda permanente da inteligência, ao fraco desempenho escolar e a outros problemas cognitivos. Saiba também que a deficiência de vitamina B_{12} está presente em cerca de 15 por cento das crianças que têm deficiência de ferro, e que a alergia ao leite de vaca é outra causa extremamente comum de anemia por deficiência de ferro em crianças. Todos esses fatores precisam ser controlados e tratados seriamente.

Os sintomas comuns de deficiência de ferro incluem palidez, leito das unhas descolorido, pulsação acelerada, fadiga crônica, facilidade para formar hematomas, sangramentos nasais excessivos (isso também pode indicar deficiência de vitamina K, muito comum em celíacos), pouca resistência ou tolerância a exercícios, indigestão, dificuldade para engolir, perda de paladar, sintomas da "síndrome das pernas inquietas" (sensações estranhas nas pernas, aliviadas ao movimentá-las – o magnésio também ajuda nesses casos), azia, dor no peito, ansiedade ou depressão e déficit de atenção/aprendizagem nas crianças.

Fique atento para não tomar suplementação de ferro caso não tenha necessidade, pois o excesso é arriscado para homens, mulheres depois da menopausa, para quem come carne vermelha com frequência e para quem toma regularmente grandes doses de suplementos de vitamina C (de mais de 500 até 1.000 miligramas diários). A suplementação deve ser programada com o médico e baseada em exames de sangue regulares que comprovem a existência real da deficiência.

Repetindo, não tome suplementos de ferro se não tiver necessidade. O excesso também pode causar danos ao coração, fígado e pâncreas, colocando a vida em risco.

Suplementação de potássio

A deficiência de potássio está associada a batimentos cardíacos irregulares, pressão alta sensível ao sal, rins aumentados, insuficiência renal, cálculos renais recorrentes e derrames fatais. É comum que a diarreia crônica seja uma causa subjacente. Portanto, o potássio é outro mineral que precisa ser controlado de perto. Normalmente, a dieta sem glúten com muitas frutas frescas, legumes, carne magra e peixe fornece todo o potássio necessário. Mas, se a dieta se mostrar inadequada para o fornecimento de potássio, deve ser considerada a possibilidade da suplementação orientada pelo médico. A deficiência, em associação com atrofia muscular, fraqueza e paralisia, tem sido diagnosticada na doença celíaca.

Observação importante: as deficiências de magnésio e potássio costumam coexistir na doença celíaca. Se você apresenta constantemente baixos níveis de potássio sérico não corrigidos pela dieta apropriada ou suplementação, muitas vezes é preciso fazer a suplementação de magnésio também. Se coexistirem níveis baixos de magnésio e potássio, a suplementação de magnésio leva os níveis de ambos aos valores normais.

Suplementação de vitamina B

Deficiências de vitaminas do complexo B são comuns em pessoas sensíveis ao glúten ou que sofrem de doença celíaca. As deficiências de ácido fólico (folato), B_{12} e B_6 são especialmente importantes por sua relação com as anomalias no tubo neural em recém-nascidos, atividade convulsiva e aumento do risco de ataques cardíacos, derrames e câncer em associação a níveis elevados de homocisteína no sangue. À deficiência de vitamina B_6 também é atribuído um papel na síndrome do túnel do carpo, depressão grave com fadiga, asma, tensão pré-menstrual, transtorno de déficit de atenção e enjoo e vômitos durante a gravidez.

Quando a capacidade de absorver vitaminas fica comprometida pelo glúten, é difícil predizer qual dessas vitaminas, e em quais quantidades, devemos suplementar. Como eliminamos qualquer excesso desnecessário, o senso comum sugere a suplementação excessiva, confiando na excreção urinária para a manutenção dos níveis recomendados.

Temos conhecimento de pelo menos um caso de lesão no nervo por suplementação de vitamina B_6 superior a 150 miligramas diários. Recomendamos cuidado ao se exercitar quando estiver fazendo suplementação dessa vitamina.

Para quem tem pressão baixa crônica, uma característica comum da doença celíaca, a precaução é também indicada quando a suplementação for de vitamina B_3. Algumas pessoas começam com doses pequenas.

Suplementação de vitamina A

A deficiência de vitamina A é comumente associada a infecções recorrentes, especialmente em crianças. Ela também é a causa principal de cegueira em crianças no mundo todo. A capacidade de ser vacinado com segurança também parece estar intimamente relacionada com os níveis de vitamina A. As deficiências de zinco e dessa vitamina também podem ter um papel nas alergias alimentares.

Embora a deficiência de vitamina A seja frequentemente um problema para pessoas com sensibilidade ao glúten, não é seguro suplementá-la em excesso, pois isso tem sido observado como causa de dores de cabeça e pele seca. De forma mais grave, doses diárias superiores a 10.000 UI [Unidades Internacionais] podem causar anomalias congênitas. Doses contínuas muito superiores podem ter um impacto devastador na saúde e, em circunstâncias excepcionais, causar a morte.

A suplementação de vitamina A não deve ser feita negligentemente. A orientação do médico e exames regulares são decisões importantes do programa de suplementação, se você apresentar sinais de deficiência dessa vitamina.

Suplementação de vitamina E

A deficiência de vitamina E, possivelmente em conjunção com a deficiência de selênio, pode ser associada a batimentos cardíacos acelerados, derrames, mal de Alzheimer, mal de Parkinson, diabetes, catarata e câncer de próstata. Uma ou mais das vitaminas solúveis, inclusive a vitamina E, têm se mostrado deficientes em celíacos. Entretanto, é preciso tomar cuidado ao fazer a suplementação da vitamina E, pois ela se armazena na gordura corporal, podendo ocorrer acumulações tóxicas.

Suplementação de vitamina D

A ocorrência de osteoporose, osteomalacia, depressão psicológica, suicídio e câncer do cólon é atribuída à deficiência de vitamina D. Níveis baixos no sangue e no tecido têm sido constatados em celíacos não tratados.

A fonte mais segura e mais barata dessa vitamina é a exposição ao sol. Entretanto, com tantas preocupações relacionadas ao câncer de pele, essa fonte de vitamina D perdeu um pouco de popularidade. No entanto, vale lembrar que são necessários apenas 15 minutos de exposição ao sol, duas vezes por semana, para absorver a vitamina do sol. As pessoas internadas em hospitais e casas de repouso, os habitantes de países frios e os que trabalham muitas horas confinados recebem ainda menos quantidade ou nenhuma vitamina D proveniente do sol. Portanto, a suplementação de vitamina D é quase uma regra hoje.

Perigos ao se alimentar

Aveia: comer ou não comer, eis a questão

Incluir a aveia na dieta lembra um pouco uma questão controversa entre os que seguem a dieta sem glúten. Há os que a defendem, apontando estudos atuais que revelam que ela não altera nem o formato nem o tamanho das vilosidades intestinais de pacientes celíacos. Como as proteínas gliadinas não foram identificadas na aveia, seus defensores a consideram segura para ser incluída na dieta sem glúten. Muitos acreditam que a aveia é uma substituta valiosa para alguns dos pratos feitos com farinha de trigo, centeio e cevada, tornando assim a dieta mais tolerável.

Por outro lado, quem defende a ideia de excluir a aveia da dieta sem glúten argumenta que, como a aveia passa pelo mesmo maquinário agrícola e é estocada e moída nas mesmas instalações dos outros três cereais ricos em gliadina, a contaminação é inevitável.

Além disso, mesmo sendo verdade que as proteínas que causam a atrofia vilosa não estão presentes na aveia, seus oponentes argumentam que todas as outras proteínas deste cereal não são comprovadamente inofensivas. De fato, a gluteína, outra proteína do glúten, alvo de muita atenção dos pesquisadores, é apontada como a proteína associada à asma e aos distúrbios de pele autoimunes.

A aveia também causa mudanças anormais nos glóbulos brancos dentro de tubos de teste, e, o que é mais importante, muitos celíacos desenvolvem sintomas ao ingerir aveia. Isso pode resultar de respostas imunológicas que causam o aumento da permeabilidade intestinal ou outras consequências negativas para a saúde.

Já estabelecemos que existem muito mais casos de sensibilidade ao glúten não celíaca em que há vazamento intestinal com ausência de atrofia vilosa do que casos de doença celíaca. Ainda não ficou esclarecido se as proteínas gliadinas identificadas como causadoras do dano às vilosidades também provocam permeabilidade intestinal em pessoas não celíacas sensíveis ao glúten. Se as mesmas proteínas simplesmente causam uma forma diferente de dano à parede intestinal, a separação entre sensibilidade ao glúten e doença celíaca torna-se cada vez mais indistinta. Se existem proteínas não gliadinas no glúten que causam vazamento intestinal naqueles que são sensíveis ao glúten, elas também devem estar aumentando a permeabilidade intestinal em doentes celíacos.

Não coma aveia!

Dadas as evidências, defendemos que a aveia seja excluída até que fique demonstrado claramente que todas as proteínas deste cereal não causam permeabilidade intestinal ou qualquer outra forma de dano ao trato gastrintestinal ou a outra parte do corpo.

Amido do trigo

Há também argumentos de peso dos dois lados do debate sobre o amido de trigo. Quando examinados, os celíacos que consomem amido de trigo (como parte de uma dieta que sem ele seria considerada sem glúten), não apresentam dano intestinal ou anticorpos sugestivos no sangue. Os que defendem o amido de trigo alegam que, como esse amido é muitas vezes tolerado pelos que são muito sensíveis ao glúten, ele deve ser inofensivo, pelo menos para aqueles que não apresentam reação adversa. Na Inglaterra, onde a dieta sem glúten tem provado reduzir o risco de câncer e outras sequelas de doença celíaca não tratada, o amido de trigo tem sido aceito há tempos como um alimento sem glúten.

Nós nos apressamos a ressaltar que o fato de não provocar reação ou algum dano visível no intestino não é garantia de que o glúten não esteja prejudicando. Além disso, dado o índice de doença celíaca silenciosa e assintomática, o uso de sintomas como evidência de sensibilidade é altamente questionável quando se analisa a segurança do amido de trigo. As biópsias intestinais também ficam longe da perfeição quando usadas para identificar baixos níveis de consumo de glúten devido, em parte, à frequência de danos irregulares à parede intestinal. Isso também se aplica aos exames de sangue para doença celíaca, especialmente quando realizados como único exame em pessoas que estão consumindo apenas pequenas quantidades de glúten. A exceção à regra pode ser a combinação dos exames celíacos EMA e tTG – registrando 94 por cento de sensibilidade para aqueles que consomem amido de trigo.

Não coma amido de trigo!

Para aumentar a confusão sobre o amido de trigo, dois estudos atuais apresentam evidências que apoiam os argumentos dos dois lados opostos. A nossa posição é a de que a segurança de certos alimentos deve se basear em evidências sólidas. O processo de purificação que separa o amido de trigo das proteínas do glúten não é perfeito. Na ausência de uma evidência preponderante em sentido contrário, preferimos ser precavidos, e nossa recomendação é não consumir amido de trigo.

Aditivos

Desenvolver o hábito de ler os rótulos dos produtos é crucial para ser bem-sucedido ao seguir uma dieta sem glúten. Regra básica: qualquer alimento processado é suspeito. Além de evitar trigo, centeio, cevada, triticale, espelta, kamut, malte e aveia, é importante também ficar atento para as siglas, pois elas podem significar problemas. São elas: Fu, PPH, PVH, GMS, PPT e PVT.

No quadro a seguir, desvendamos o significado dessa sopa de letrinhas.

Embora essas substâncias possam não ser refinadas do glúten, há uma boa chance de terem saído exatamente dele. Amido vegetal, amido alimentar, amido alimentar modificado e aromas naturais devem também ser evitados, tendo em vista que é difícil determinar a fonte desses aditivos.

Há boas razões financeiras para que os fabricantes de alimentos usem esses termos genéricos e siglas para identificar os componentes de seus produtos. Essa prática permite que eles troquem as fontes dos ingredientes de acordo com as mudanças de preços diárias, ou por outras razões econômicas, sem gastar com a troca dos rótulos. Somente quando consumidores bem informados pressionarem por mudanças nessa prática é que veremos rótulos com o nome completo dos ingredientes, e não siglas.

Siglas que podem significar glúten "escondido"

Fu – glúten de trigo seco
PPH – proteína de planta hidrolisada
PVH – proteína vegetal hidrolisada
GMS – glutamato monossódico
PPT – proteína de planta texturizada
PVT – proteína vegetal texturizada

Outros riscos escondidos

Em todo o universo industrial, as leis que regem a rotulação de alimentos permitem aos fabricantes uma considerável amplitude. A realidade científica é que vestígios de glúten e outras substâncias alergênicas são difíceis de identificar. Uma comissão das Nações Unidas, trabalhando sob os auspícios da FAO e da OMS, estabelece os padrões para a rotulação de alimentos, reunidos no denominado *Codex Alimentarius*. Essa comissão estabeleceu níveis mínimos de glúten permitidos em alimentos rotulados: "não contém glúten". Isso pode parecer contraditório, até mesmo tolo, mas é uma realidade que moldou a legislação de rotulação em todo o mundo.

Um exame mais acurado revela alguns argumentos a favor desse ponto de vista, devido à extrema dificuldade de identificar e medir quantidades muito pequenas de uma contaminação por glúten desse tipo, o que tornaria uma legislação mais restritiva difícil ou impossível de ser aplicada. Em muitas partes da Europa, onde o amido de trigo há muito tempo é aceito como não contendo glúten, esse ponto de vista pode não causar estranheza. Entretanto, os grupos de apoio nos Estados Unidos, Canadá, Nova Zelândia e Austrália têm sustentado a defesa de uma política de tolerância zero.

Em uma conferência recente em Tampere, na Finlândia, muitos participantes sensíveis ao glúten sofreram repentinamente erupções de dermatite herpetiforme. Isso pode ter sido resultado de alguma outra forma de contaminação, já que eles presumivelmente estavam comendo em restaurantes quase o tempo todo. Por outro lado, pode ter sido a consequência da ingestão de amido de trigo e aveia, que fazem parte da dieta "sem glúten" em muitos lugares.

Dada a inegável prevalência da sensibilidade ao glúten e a quantidade extraordinariamente pequena de glúten capaz de causar problemas, batalhamos vivamente por rótulos que descriminem os verdadeiros ingredientes do produto em questão. Se um produto realmente não contiver glúten, gostaríamos que o rótulo demonstrasse isso. Se, por outro lado, surgir uma evidência científica sólida que sugira que alguns níveis reduzidos de glúten são permissíveis, esperamos que o rótulo diga algo como "baixos teores de glúten" ou "o conteúdo de glúten não excede tantas partes por milhão". Então, seriam 10 milhões de consumidores sensíveis ao glúten em uma posição mais favorável para tomar decisões bem-informadas e saudáveis.

Fontes de contaminação comuns

Se você vive em uma casa em que se consome glúten, uma torradeira de uso comum pode gerar problemas. Usar a mesma manteigueira também pode resultar em compartilhar um pouco de glúten, o suficiente, talvez, para perpetuar a sensibilização.

Comprar a granel também pode ser uma fonte de contaminação. Conchas de outros recipientes, fregueses devolvendo alimentos para o recipiente errado e limpeza imprópria quando os funcionários da loja estão trocando os conteúdos dos recipientes, tudo isso pode gerar problemas. Embora os produtos a granel sejam mais baratos, sugerimos evitá-los.

Também é importante estar atento às massas sem glúten comercializadas em padarias comuns, que podem ser seguras, mas merecem uma investigação prévia. Se a padaria segue procedimentos rígidos para reduzir o risco de contaminação, pode arriscar-se a comprar. Conhecemos muitas pessoas sensíveis ao glúten que se dão muito bem com esses produtos; já outras relataram problemas.

Agora que você está familiarizado com o que significa "ficar sem glúten", pode compreender o efeito nocivo dele sobre muitas doenças crônicas. Nos capítulos seguintes revelaremos o papel que o glúten desempenha em muitas doenças e como uma dieta sem glúten pode aliviar os incômodos dessas enfermidades.

6
Relação do glúten com o câncer

No século passado as pesquisas em torno do câncer ofereceram grandes promessas. A imprensa anunciou um avanço atrás do outro, embora os índices de cura e remissão continuem bastante desanimadores. Acreditamos conhecer, em parte, as razões para isso.

Muitas pesquisas têm se voltado constantemente em direções semelhantes, talvez em consequência das exigências de quem fornece os fundos, ou provavelmente pela orientação dada por aqueles que editam os relatórios a serem publicados. Seja qual for a causa, quando uma pessoa ou um grupo relata um achado esperançoso, logo surge uma corrida atrás de pesquisas semelhantes.

Como resultado do acúmulo massivo da guerra contra o câncer, sabemos agora que:

1. Uma série ampla de mutações genéticas podem levar ao câncer.
2. Quase tudo no meio ambiente pode causar mutações celulares.
3. Há áreas isoladas de tratamento que realmente melhoram a qualidade de vida e a longevidade de uma minoria de pacientes com a doença.

Apesar do insucesso da maioria das terapias contra o câncer, as perspectivas diferentes são sempre dispensadas rapidamente, até as mais brandas, especialmente quando envolvem a alimentação. Parece que muitos, pelo menos nos domínios do tratamento do câncer, têm poucas respostas, mas considerável desprezo pelo ponto de vista dos outros. Entretanto, a evidência científica simplesmente não apoia uma visão tão estreita.

A intervenção alimentar é confusa e perturbadora. Muitos dos tratamentos atuais contra o câncer causam sofrimentos terríveis aos pacientes durante a fase final de suas vidas, e ainda assim ouvimos repetidas vezes a afirmação tola de que uma dieta sem glúten diminui a qualidade de vida do paciente com câncer. Os defensores desse absurdo deveriam tentar seguir uma dieta sem glúten antes de proferir essas observações irrefletidas.

Quais são os limites do conhecimento sobre o câncer?

Evidentemente, se tivéssemos uma compreensão total do câncer logo saberíamos como curá-lo. Infelizmente, não há essa compreensão total nem uma cura confiável. Na verdade, há somente teorias contestadas e tratamentos muito discutíveis, com pouca luz em um cenário que em grande parte é desanimador.

Há no mínimo dois caminhos importantes em que o conhecimento atual do câncer é muito limitado. Não só o conhecimento é incompleto – talvez devido à estreiteza do foco das pesquisas influenciado pela medicina econômica e politicamente correta –, mas também há algumas ideias equivocadas sobre a natureza da doença. Essa segunda limitação é o maior empecilho. Nós nos agarramos a muitas noções equivocadas com uma tenacidade surpreendente, talvez até por desespero, enquanto as mortes por câncer continuam em índices alarmantes.

Historicamente, há muitos exemplos de crenças equivocadas ternamente alimentadas. A febre puerperal, uma infecção transmitida pelo pessoal médico, já foi imputada às suas vítimas. A pelagra, uma doença fatal causada por deficiência nutricional, já foi considerada uma praga infecciosa. A história da ciência está repleta de exemplos de crenças equivocadas, que retardam e desviam as pesquisas. Para evitar isso, até que possamos honestamente proclamar índices significativos de cura, deveríamos nos manter abertos a informações adicionais e a outras alternativas. É a ausência de abertura a novas perspectivas que limita o serviço de saúde e as pesquisas em relação à compreensão e ao tratamento do câncer.

Muitos tratamentos atuais são violentos, cruéis, caros e até mortais. A pesquisa do câncer segue a passos lentos. Enquanto esperamos o gradativo conhecimento sobre o câncer, precisamos trabalhar com as evidências que possuímos.

Vamos olhar para aquilo que realmente sabemos

Nós já sabemos que o câncer era muito raro ou não existia nas culturas primitivas que se alimentavam de caça e de coleta. Sabemos também que onde o trigo e seus parentes foram introduzidos o câncer surgiu gradativamente.

Por exemplo, o aumento do risco de câncer entre mulheres do campo nas estatísticas da Noruega apresenta uma relação óbvia entre o consumo do trigo e o câncer, embora os pesquisadores que chegaram a tal relação justifiquem o aparecimento da doença devido ao mofo que cresce no trigo. Nos Estados Unidos, a correlação entre a área de plantio de trigo e as mortes por câncer tem sido relatada, mas esse aumento é atribuído ao uso de pesticidas. Outros estudos sugerem que o consumo de cereais integrais aumenta o risco de desenvolver câncer de próstata. Embora os pesquisadores constantemente lancem a culpa nas técnicas do cultivo do grão e não no grão em si, há uma óbvia relação entre o vasto plantio e os índices de câncer. Apesar da crença popular de que os cereais previnem o câncer colorretal, alguns estudos têm mostrado que o consumo de farinhas refinadas na verdade aumenta o risco dessa doença.

Um relatório sobre crianças que seguem uma dieta sem glúten e laticínios durante o tratamento convencional para câncer constatou que houve grande redução no índice de enterites, um distúrbio que resulta muitas vezes de terapias para o câncer, como a radiação abdominal e a quimioterapia. Nesse estudo, o índice caiu de 70 por cento para zero. Nem um só caso de enterite se desenvolveu entre os pacientes que seguiram a dieta! A enterite, associada a infecções e a má nutrição, é frequentemente a causa da morte nesses pacientes, por isso não se pode diminuir a importância de tal estudo.

Há relatos de que em alguns casos em que a doença celíaca e o câncer foram diagnosticados ao mesmo tempo, a mudança na alimentação, somada aos tratamentos convencionais, resultou na remissão total do câncer. A dieta sem glúten levou ao desaparecimento de gânglios linfáticos inchados, que indicam linfoma. Outro paciente, com linfoma associado à doença celíaca, melhorou apenas seguindo a dieta sem glúten associada a suplementos nutricionais.

Tem havido também relatos em publicações especializadas de pacientes nas garras de cânceres aparentemente incuráveis que tiveram melhoras drásticas e se recuperaram com a dieta cetogênica. Essa dieta fornece energia por meio de gorduras, não de carboidratos. Embora seja uma dieta muito restrita e difícil de seguir, ela mata as células cancerosas de fome, privando-as da glicose de que necessitam para se reproduzir. A reprodução incessante de células cancerosas e a substituição das células boas por essas constitui a maior ameaça do câncer. Ao retardar ou impedir essa reprodução, a dieta cetogênica dá ao sistema imunológico uma abertura para lutar contra essas células aberrantes. Como a dieta exclui o glúten e pode ser feita sem laticínios, evitando-se também os opioides para o controle da dor, as células "exterminadoras" naturais ficam liberadas para atacar as malignas.

Surgida nos anos 1920, essa dieta recebeu uma atenção considerável por muitas vezes conseguir controlar crises epilépticas quando nenhum medicamento conhecido fazia efeito. Parte de seu sucesso nos casos de epilepsia e câncer também é fruto da total exclusão do glúten da alimentação.

Entre os pacientes celíacos, a dieta sem glúten tem se mostrado como redutora do risco de desenvolver câncer depois de cerca de cinco anos de dieta rígida. De outra forma, esse grupo apresentaria um grande risco de desenvolver qualquer tipo de câncer, especialmente os linfomas intestinais.

Essa pesquisa e muitas outras evidências apontam a possibilidade surpreendente de que nossa crescente voracidade por glúten é um fator importante para o aumento dos índices de câncer atuais. As evidências contra o glúten estão certamente se avolumando. Entretanto, deixamos o julgamento final da questão para pesquisas futuras e mais desbravadoras. E, certamente, também para você, caro leitor.

Como o glúten aumenta o risco de câncer?

Há certos peptídeos, ou fragmentos de proteína, encontrados no glúten e na caseína, uma proteína do leite de vaca, que parecem e agem como o narcótico chamado morfina. Eles ficam escondidos em estado inativo dentro do glúten e da sequência da caseína e são liberados pelo processo digestivo no estômago e pelas secreções pancreáticas. Uma vez livres da estrutura maior da proteína, eles ficam muito resistentes às enzimas da digestão presentes no intestino. Há um grande volume de evidências sobre esses peptídeos, encontrados no glúten e em laticínios, serem responsáveis por muitos riscos à saúde associados ao glúten. Alguns pesquisadores apontam que os opioides foram a atração básica para nossos ancestrais que adotaram a agricultura. O prazer físico, sensual, oferecido pelas exorfinas os incentivava a abandonar seu estilo de vida mais saudável e menos exigente de caçadores-coletores. As exorfinas podem ser a característica determinante do que chamamos "comidas que consolam".

O glúten contém pelo menos cinco opioides diferentes – A4, A5, B4, B5 e C – e eles são encontrados repetidamente nas estruturas de uma única proteína. A exorfina do glúten, o A5, por exemplo, ocorre em quinze lugares em uma só proteína glutenina. Embora as exorfinas sejam menos potentes (0,5 miligrama da mais ativa dessas exorfinas corresponde a cerca de 1 nanômetro de morfina) e variáveis quanto à sua força, quase não há dúvida de que a abundância desse suprimento ajudou a moldar a dieta ocidental.

Como as exorfinas colaboram no desenvolvimento do câncer

É um paradoxo interessante que, embora a teoria que propusemos para o câncer não seja a perspectiva da corrente tradicional, ela é baseada em pesquisas dessa mesma corrente. Em capítulos anteriores, examinamos alguns dos impactos psicológicos das exorfinas derivadas do glúten, mas o foco neste momento é dirigido para o modo como os opioides colaboram para o desenvolvimento de vários tipos de câncer.

Nosso sistema imunológico desenvolveu a capacidade de destruir células danificadas que devem se tornar cancerosas, mas as exorfinas interferem nesse mecanismo de defesa. As células exterminadoras naturais formam uma parte importante do sistema imunológico, que pode agir para identificar e destruir células com cromossomos alterados – células que devem se tornar cancerosas. As células exterminadoras naturais há muito foram reconhecidas como a primeira linha de defesa do corpo contra vários tipos de câncer. Uma vez que o câncer começa a se espalhar, a função das células exterminadoras naturais provavelmente perde a importância.

Tem sido demonstrado repetidamente que opiáceos e opioides interferem na ação das células exterminadoras naturais. Por serem substâncias que agem como narcóticos, usadas para controlar a dor, para manter o vício, ou involuntariamente absorvidas como proteínas parcialmente digeridas, elas podem chegar à corrente sanguínea e inibir a capacidade de repelir o câncer.

Há dois modos pelos quais as exorfinas agem para desregular as células exterminadoras naturais. Primeiro, elas podem agir diretamente sobre os receptores dos opioides, localizados nas células exterminadoras naturais, destruindo sua função protetora contra o câncer. Em um relatório, foi registrado que essa interferência ocorreu no espaço de trinta minutos de exposição do sangue de pacientes celíacos a proteínas do glúten. Segundo, elas podem agir indiretamente, através da região do cérebro que controla a ativação das células exterminadoras naturais, chamada eixo hipotalâmico-hipofisário-adrenal (HHA). As evidências sugerem que o glúten e suas frações interferem na função protetora do sistema imunológico dos dois modos.

Doença celíaca e vício

Como as exorfinas são bioquimicamente similares à heroína, cocaína e morfina, deveríamos esperar algumas similaridades entre pacientes celíacos não tratados e viciados. De fato, há muitas semelhanças. Do mesmo modo que os viciados se sentem fora de controle, apetites anormais por comida são comuns entre pessoas sensíveis ao glúten e por quem sofre de alergias alimentares, levando ao diagnóstico descritivo rotulado comumente de "alergia alimentar – vício de comer".

Os viciados sofrem do mesmo comprometimento da ação das células exterminadoras naturais e também correm alto risco de desenvolver determinados tipos de câncer. Há muitos outros modos pelos quais a capacidade imunológica dos pacientes celíacos e viciados fica similarmente comprometida. Assim, celíacos e viciados partilham o aumento de risco para várias enfermidades. O exame mais detalhado dessas áreas de risco sobrepostas pode deixar essa perspectiva mais clara.

Em primeiro lugar, vejamos os pulmões. Abscessos e cavidades pulmonares têm sido registrados na doença celíaca e no vício de opiáceos. Hemorragia pulmonar também tem sido relatada nos dois casos. Viciados e celíacos não tratados também dividem a propensão para diversos outros distúrbios pulmonares.

Outra área de superposição são os índices substancialmente mais altos de danos cromossômicos que celíacos e viciados apresentam em comparação com a população em geral. As evidências sugerem que os dois grupos podem ser particularmente lentos na restauração do DNA celular, o que pode ser um elemento-chave no desenvolvimento do câncer.

As anormalidades do sistema imunológico encontradas nos viciados em heroína e cocaína, abrangendo o aumento dos linfonodos gastrintestinais, às vezes são confundidas, e até mesmo erroneamente diagnosticadas, como linfoma. A vida dos viciados em drogas está sob o risco de formas de violência urbana desconhecidas por grande parte da população, com uma expectativa de vida de cerca de trinta anos. Apesar da baixa expectativa de vida, essas pessoas contraem câncer num índice elevado. Os viciados em heroína há muito são reconhecidamente suscetíveis a ter vários tipos de câncer. O risco de câncer do viciado em heroína evidentemente não é resultado da idade avançada. O aumento de risco parece se dever, pelo menos em parte, à ação dos opiáceos, como a heroína e a morfina, sobre o funcionamento do sistema imunológico, especialmente sobre o desempenho das células exterminadoras naturais.

Há referências à doença celíaca como uma condição pré-maligna, não somente devido ao alto índice de diferentes tipos de câncer, mas também pelos sintomas que partilha com o linfoma, inclusive o aumento dos linfonodos gastrintestinais. É comum que as exorfinas do glúten sejam absorvidas pela circulação sanguínea de pacientes com doença celíaca não tratada. Essas exorfinas têm sido implicadas na associação entre diversas doenças psiquiátricas e doença celíaca. Muitas dessas associações são resolvidas com uma alimentação sem glúten. Esses opioides provavelmente explicam os índices muito altos de câncer em pacientes celíacos não tratados.

Como os viciados em heroína, os pacientes com doença celíaca não tratados apresentam um risco muito maior de desenvolver diferentes tipos de câncer. Não é um salto desproporcional chegar à conclusão de que as exorfinas estão interferindo na atividade das células exterminadoras naturais do mesmo modo como a heroína age nos viciados.

Há muitas semelhanças entre celíacos não tratados e viciados em opiáceos no que diz respeito à deficiência das células exterminadoras naturais, na função alterada das células T, na redução geral da função imunológica e na função alterada do baço, outro importante elemento do sistema imunológico.

O tempo atribuído para a completa recuperação do sistema imunológico de um viciado depois de abandonar o vício é de três a cinco anos. É mais do que coincidência que durante os cinco primeiros anos obedecendo a dieta sem glúten os celíacos experimentem um risco declinante de malignidade, com a ocorrência do maior número de mortes provocadas por câncer durante os primeiros três anos desse período.

Todos esses pontos de convergência estabelecem a sobreposição entre a doença celíaca e o vício em opiáceos. Os opioides alimentares podem também nos preparar bioquimicamente para o vício a opiáceos. Eles ensinam o corpo a apreciar demasiadamente os efeitos dos opioides e, assim, dos opiáceos.

Riscos dos opiáceos no controle da dor no câncer

Ao mostrar que os opiáceos interferem no funcionamento do sistema imunológico, as pesquisas levaram alguns pesquisadores a levantar questões importantes sobre o uso da morfina para controlar a dor em pacientes com câncer, sugerindo a procura por outras alternativas. Esse é um ponto importante, que deveria pelo menos ser levantado antes do uso de opiáceos.

A comparação entre índices de câncer na doença celíaca

Em pacientes celíacos não tratados, há um aumento elevado do risco de diversos tipos de câncer. Linfomas no intestino delgado são encontrados até cem vezes mais em pacientes celíacos e eles também apresentam cerca de doze vezes mais risco de câncer esofágico e dez vezes mais de câncer na boca e na faringe em comparação à população em geral, bem como nas famílias de pacientes celíacos, o câncer de mama é duas vezes mais comum.

Índices de câncer na população em geral

Como isso se relaciona com o câncer em geral? Há razões para suspeitar que outras pessoas, muitas delas apenas sensíveis ao glúten, também absorvam na corrente sanguínea os opioides do glúten presentes nos intestinos. As evidências levam à conclusão razoável de que muito da atual explosão dos índices de câncer está ligada, ao menos em parte, ao recente e contínuo aumento do consumo de glúten.

As proteínas dos laticínios provavelmente também estão envolvidas na escalada dos índices de câncer. Há oito sequências distintas de aminoácidos na proteína do leite chamada caseína, na qual também se descobriu a função opioide. Elas são chamadas de "casomorfinas" e não são tão potentes quanto as derivadas do glúten.

Lembre-se de que os caçadores-coletores aparentemente eram imunes ao câncer. Por no mínimo 500.000 anos, nossos ancestrais, com raras exceções, não ingeriram alimentos com glúten. Os pacientes com câncer do dr. Reading beneficiaram-se com uma dieta sem glúten enquanto se submetiam a tratamentos convencionais para câncer, e os pacientes pediátricos do dr. Donaldson, que de outro modo estariam sob grave risco de desenvolver enterites, também contribuíram para que valorizássemos a dieta sem glúten no contexto de tratamentos de câncer.

Má absorção

Entre aqueles que reconhecem a ameaça do câncer para celíacos, é comumente entendido e aceito que a dieta e os nutrientes essenciais encontrados nos alimentos desempenham um papel fundamental no aparecimento de muitos tipos de câncer. Sabemos há meio século que a doença celíaca é caracterizada pela má absorção causada pelo vazamento intestinal. Os pacientes celíacos não só liberam proteínas maiores, como as exorfinas, na circulação, mas também deixam de absorver muitos nutrientes essenciais. Isso comumente é considerado resultado da redução da superfície da área de absorção do intestino delgado. Entretanto, essa visão deixa de explicar a amplitude de variação, em tipo e em extensão, da deficiência de nutrientes que se apresenta em pacientes celíacos.

Há muitos relatos da grande variedade de tais deficiências, abrangendo os minerais cálcio, magnésio, selênio, manganês, cobre, ferro e zinco, além de deficiências das vitaminas C, D, A, E e K, e uma série de vitaminas do complexo B. E, ainda, existe o empecilho da séria dificuldade para o reconhecimento da doença celíaca. A deficiência de cada uma das vitaminas e minerais citados aqui produz um conjunto de sintomas que podem normalmente ser distinguidos uns dos outros. Para cada deficiência, há muitas vezes uma série de possíveis sintomas e conjuntos de sintomas. Algumas vezes, a quantidade de variações dos sintomas para uma deficiência pode ser surpreendente. Quando compostos a partir da interação de algumas ou muitas deficiências, a série de sinais e sintomas pode ser enorme e muito confusa.

Anormalidades da insulina

Para gerar mais confusão, as exorfinas têm se mostrado repetidamente responsáveis pelo aumento da produção e liberação de insulina. A insulina é um hormônio que leva a glicose para as células. Isso significa que muitas das calorias que os celíacos absorvem provavelmente são armazenadas como gordura, em vez de circularem no sangue e ficarem disponíveis para as demandas por energia. Por isso não é de se estranhar que a obesidade seja mais frequente entre os pacientes celíacos não tratados do que a magreza. Nem é surpreendente que muitos dos celíacos não tratados se encaixem no índice normal de massa corporal, apesar de sofrerem de uma doença que envolve a má absorção. A parte mais sinistra da elevação dos níveis de insulina no sangue é que as células cancerosas precisam de glicose para que os tumores cresçam. Isso pode explicar a incidência mais elevada de câncer em pacientes diabéticos não insulinodependente adultos. O aumento da produção de insulina causado pelas exorfinas derivadas do glúten não só mascara a má absorção, como ajuda a alimentar os tumores, acelerando seu crescimento. O impacto das exorfinas sobre a produção de insulina é provavelmente outro fator de aumento dos índices de câncer entre celíacos não tratados.

A origem da confusão

Essa confusa variedade de fatores nutricionais, e de sinais que os apontam, tem sérias implicações no diagnóstico de pacientes celíacos. Tem também sérias implicações para muitos pacientes de câncer. Por exemplo, a investigação da presença de sensibilidade ao glúten em pacientes com câncer pode oferecer novos motivos para ter esperança. As evidências certamente sugerem que uma dieta sem glúten é muito útil para vários pacientes com câncer, mas, sem suspeitar da sensibilidade ao glúten e fazer os exames, nunca saberemos quantas pessoas propensas a ter câncer essa dieta poderia ajudar.

Em resumo, o consumo de glúten, em grupos isolados, tem conduzido ao aumento do risco de desenvolvimento de câncer. Cultivar cereais também aumenta o risco de alguns tipos de câncer nos agricultores. Do mesmo modo, uma dieta sem glúten tem se mostrado capaz de reduzir o risco de câncer em alguns desses grupos. Esse tipo de dieta aliado à eliminação de outros alimentos também tem se mostrado benéfico para pacientes com câncer, especialmente em conjunção com tratamentos convencionais. Por muitas razões – desde as substâncias semelhantes à morfina escondidas nas proteínas desses alimentos, e deficiências nutricionais e permeabilidade intestinal anormal que elas causam, ao impacto das exorfinas na produção de insulina –, o glúten é um alimento que pacientes com câncer devem ser estimulados a excluir da dieta.

O consumo de glúten aumentou nos Estados Unidos e no Canadá durante o século passado. A combinação do aumento no consumo de alimentos processados com as dietas da moda exaltando os cereais/carboidratos incentivou isso. Paralelamente a esse aumento, o índice de mortalidade por câncer subiu de 2,5 por cento em 1900 para perto de 30 por cento, rivalizando agora, e em breve superando, com as doenças cardíacas como causa principal de mortalidade nos Estados Unidos. Dadas as evidências, uma relação causal entre o aumento do consumo de glúten e o câncer deveria ser altamente considerada.

Os capítulos seguintes combinam-se para sugerir por que e como os cereais com glúten operaram para transformar nosso sistema imunológico contra nosso próprio corpo – e a imunidade é o mecanismo fundamental contra as doenças.

7

Glúten, mimetismo molecular e doença autoimune

De 65 a 68 por cento das crianças e adultos celíacos têm anticorpos que atacam os tecidos do próprio organismo – isso é uma característica da doença autoimune. Entretanto, apenas 6 por cento das pessoas sem a doença apresentaram esses anticorpos. Um grupo de pesquisadores relatou que mais de 20 por cento dos pacientes celíacos têm evidências de autoimunidade, inclusive anticorpos antitireoidianos e anti-ilhotas pancreáticas. A maioria desses pacientes não estavam seguindo a dieta sem glúten. Uma das lições mais surpreendentes que aprendemos com nossa pesquisa sobre a sensibilidade ao glúten foi que apenas deixar de consumi-lo pode reduzir a produção desses anticorpos.

Além disso, dado o elevado número de anticorpos antigliadina entre pacientes com doenças autoimunes, na ausência da doença celíaca, as evidências sugerem que a sensibilidade ao glúten pode ser o fator mais importante para a predisposição a doenças autoimunes. Muitas dessas doenças são afetadas pelo glúten, mas decidimos explorar apenas alguns exemplos para demonstrar os efeitos do glúten sobre as várias formas de autoimunidade. Primeiro, mostraremos a superposição entre autoimunidade e doença celíaca, depois, uma superposição semelhante com a sensibilidade não celíaca ao glúten. Finalmente, trataremos do impacto que a dieta sem glúten tem nos pacientes com doenças autoimunes específicas e doença celíaca. A alimentação sem glúten é útil também para os não celíacos que apresentam apenas anticorpos antigliadina e sofrem da mesma doença autoimune.

Doenças autoimunes em que a sensibilidade ao glúten e a doença celíaca devem ser pesquisadas e descartadas abrangem:

- Alopecia areata (focos de calvície súbita, ou calvície confinada a áreas limitadas)
- Artrite
- Atresia biliar
- Cirrose
- Colite microscópica
- Diabetes melito
- Doença autoimune da tireoide
- Doença de Crohn
- Esclerose biliar
- Esclerose múltipla
- Fibromialgia
- Hipoparatireoidismo
- Lúpus eritematoso sistêmico
- Nefropatia (doença dos rins)
- Neuralgia do trigêmeo
- Neurite óptica
- Púrpura trombocitopênica idiopática
- Sarcoidose
- Úlceras aftosas
- Vasculite

A relação entre autoimunidade e glúten

A relação entre as doenças autoimunes e os cereais com glúten é apoiada por evidências claras e convincentes. Já ficou estabelecido que o vazamento de glúten na corrente sanguínea danifica uma série de tecidos do corpo. Esse dano é provavelmente um fator que leva à doença autoimune, mas isso está longe de ser toda a história. O risco de muitos distúrbios autoimunes comuns na doença celíaca aumenta com o passar do tempo em que o celíaco consome glúten. A sensibilidade ao glúten é também muito comum em pacientes com diversas doenças autoimunes. Juntando esses fatores, as evidências deixam pouca dúvida quanto ao glúten ser, no mínimo, um dos fatores presentes na maioria dos casos de doenças autoimunes.

Mimetismo molecular

A explicação mais razoável que encontramos para a ligação entre o glúten e as doenças autoimunes apoia-se numa dinâmica chamada "mimetismo molecular", especialmente quando se aplica à alergia alimentar. O mimetismo molecular é regido pelo fato de que diferentes proteínas são feitas frequentemente de estruturas semelhantes. Quando as proteínas que formam nossos tecidos parecem semelhantes às proteínas "invasoras", o sistema imunológico ataca os próprios tecidos. Quando proteínas estranhas, ou grandes fragmentos de proteínas, entram na corrente sanguínea, sua presença é sentida pelo sistema imunológico, que as interpreta como não sendo próprias e potencialmente prejudiciais. O sistema imunológico começa então a produzir anticorpos especialmente adaptados para identificar e destruir essas invasoras. Esses anticorpos reagem exatamente como fariam diante de proteínas estranhas de agentes infecciosos, como bactérias e vírus. Ao mesmo tempo, o sistema imunológico também produz células de memória, que lembram e reconhecem determinadas partes da estrutura dessa proteína invasora, caso ela entre no sangue novamente.

A parte específica da proteína sentida pelo anticorpo é um conjunto de aminoácidos chamado "epítopo", ao qual o anticorpo se prende. Como uma combinação de cofre, esses grupos têm um número de aminoácidos dispostos em uma ordem específica. As células de memória reconhecem o invasor pela combinação de aminoácidos na estrutura de sua proteína e sinalizam para uma rápida produção de muitos anticorpos. Eles são chamados de anticorpos de antígenos específicos porque o sistema imunológico os construiu para identificar e atacar somente moléculas com a sequência identificadora. Esse processo é a base da vacinação e da imunidade adquirida.

Alimentos e produção anormal de anticorpos

Quando consumimos qualquer coisa com glúten (a maioria dos ocidentais consome várias vezes por dia), temos a possibilidade de "vazar" no mínimo algumas proteínas excessivamente grandes, não completamente digeridas, para a corrente sanguínea, mesmo quando gozamos de boa saúde. As pessoas com predisposição à alergia alimentar e sensibilidade ao glúten tendem a passar por uma redução do processo digestivo, um vazamento excessivo do revestimento intestinal e uma afluência anormal de alimentos parcialmente digeridos. Mesmo se as proteínas forem parcialmente digeridas (em função da natureza dos sulfetos que mantêm o glúten unido, ele é sempre mal digerido), os peptídeos maiores do glúten provavelmente contêm uma sequência que resulta na produção de células de memória específicas.

Se o vazamento intestinal continuar regularmente, a produção de anticorpos será mantida em nível muito alto. Isso significa que, quando houver o consumo diário de glúten, a redução da digestão e um vazamento intestinal, haverá uma quantidade excessiva de anticorpos circulando pelo corpo.

Problemas com a circulação de anticorpos contra o glúten

Imagina-se que o mimetismo molecular, também chamado de reatividade cruzada, resulte na formação de anticorpos específicos, formados para nos proteger do meio externo – atacando moléculas internas que exibem sequências de aminoácidos idênticas ou semelhantes. Se essas sequências nas moléculas alimentares forem duplicadas em estruturas que compõem nossos tecidos, os anticorpos atacarão essas sósias: nosso sistema imunológico se volta contra nós. Doenças autoimunes como o diabetes melito insulinodependente (DMID), tireoidites, esclerose múltipla e atrite podem ser o resultado final. Semelhanças alarmantemente próximas entre a estrutura da proteína do glúten e a estrutura dos tecidos corporais têm sido relatadas, algumas vezes em associação a determinadas doenças autoimunes. Só podemos concluir que o vazamento crônico de proteínas no sangue seja provavelmente a causa das doenças autoimunes.

Germes e mimetismo molecular

Bactérias, vírus e leveduras provavelmente causam ou contribuem para a doença autoimune, pelo menos em alguns casos, mas as evidências sugerem que a maioria dos casos é, parcial ou totalmente, resultado de proteínas alimentares. O mimetismo molecular requer produção crônica de anticorpos, por isso o gatilho que aciona e continua a sinalizar para o sistema imunológico produzir anticorpos precisa estar presente com regularidade. Com poucas exceções, os agentes infecciosos que penetram as defesas do corpo são neutralizados ou destruídos pelo sistema imunológico em tempo relativamente curto. As proteínas alimentares como o glúten, por outro lado, estão cronicamente presentes, dia após dia. Se o sistema imunológico reage produzindo anticorpos contra esse alimento tão comum, então a dieta contendo glúten pode fornecer o gatilho necessário para começar uma doença autoimune e perpetuá-la.

> Condições necessárias para ativar o mimetismo molecular induzido pelo glúten
>
> 1. consumo regular de glúten
> 2. predisposição genética, alergia alimentar ou crise infecciosa que cause um intestino anormalmente permeável ou "vazamento intestinal"
> 3. absorção crônica de moléculas grandes, não completamente digeridas, no sangue, sejam elas proteínas ou frações de proteínas
> 4. produção de anticorpos que reconhecem partes das estruturas de proteínas alimentares como "estranhas"

> 5. estruturas de proteínas idênticas ou semelhantes encontradas em nossos tecidos corporais
> 6. ataque de anticorpos tanto às células estranhas como às do próprio corpo

Doença autoimune e sensibilidade ao glúten

Há muitas doenças autoimunes em que o número elevado de anticorpos contra o glúten são a regra mais do que a exceção. Isso pode ser interpretado como um indício de que as pessoas com doenças autoimunes têm o intestino mais permeável e que o glúten está vazando no sangue e provocando o sistema imunológico através do mimetismo molecular. Ou pode ser interpretado como uma indicação de que o glúten está causando um aumento da permeabilidade intestinal e que outras substâncias estão sendo absorvidas no sangue, causando a doença autoimune. Dos dois modos, a presença de anticorpos contra o glúten é, no mínimo, um importante indicador da doença. A resposta mais razoável para quem tem doença autoimune e anticorpos contra o glúten é a eliminação total de alimentos com glúten da dieta.

Agora, vamos dar uma espiada cuidadosa em quatro doenças autoimunes específicas: doença autoimune da tireoide, diabetes melito insulinodependente (DMID), doença autoimune do fígado e artrite reumatoide, todas elas com ocorrência mais frequente em pessoas com doença celíaca e sensibilidade ao glúten do que na população em geral (ver apêndice C, p. 210, que traz uma lista de doenças autoimunes que ocorrem mais frequentemente associadas à doença celíaca e à sensibilidade ao glúten).

Doença autoimune da tireoide e glúten

A doença autoimune da tireoide pode resultar tanto no excesso como na falta de produção dos hormônios da tireoide. A produção excessiva da tireoide é encontrada em quase 4,2 por cento das pessoas com doença celíaca, e a hipoatividade autoimune da glândula tireoide é encontrada em cerca de 13 por cento dos pacientes celíacos. Este padrão é reforçado por dados mostrando que outras formas de doenças da tireoide não autoimunes não se apresentam significativamente entre os celíacos. Assim como em relação a outras doenças autoimunes, um número crescente de pesquisadores está recomendando que todos os pacientes que sofrem de doença autoimune da tireoide sejam rotineiramente examinados para doença celíaca.

Observando de outra perspectiva, descobriu-se que até 4,8 por cento das pessoas com doença autoimune da tireoide têm doença celíaca. Isso corresponde a mais do que quatro vezes o índice de doença celíaca na doença autoimune da tireoide.

Se pacientes celíacos forem examinados para doença autoimune da tireoide e vice-versa, serão encontradas muito mais ocorrências do que na população em geral. A superposição dessas doenças mostra a importância de reconhecer que a doença celíaca e/ou a sensibilidade ao glúten predispõem as pessoas à doença autoimune. Evidentemente, precisamos ficar atentos a doenças autoimunes em pacientes celíacos recém-diagnosticados. Precisamos também ficar alertas para a sensibilidade ao glúten e a doença celíaca entre os que têm doença autoimune. Uma superposição semelhante, mas menos drástica, é encontrada no diabetes melito insulinodependente.

Diabetes melito insulinodependente (DMID) e glúten

OBSERVAÇÃO: depois da destruição completa das ilhotas produtoras de insulina, a dieta sem glúten não reverte nem estabiliza o DMID. O dano neurológico provocado por glúten também é comumente irreversível.

Enquanto menos de 0,5 por cento dos americanos têm diabetes melito insulinodependente, praticamente 10 por cento dos celíacos desenvolvem o DMID, e até 8 por cento de pacientes com DMID têm ou desenvolverão doença celíaca. Muitas autoridades médicas passaram a recomendar que todos que sofram de DMID sejam examinados anualmente para doença celíaca depois do diagnóstico inicial de DMID. Há 1 milhão de pacientes com DMID nos Estados Unidos atualmente, com aproximadamente 30.000 pacientes novos diagnosticados todos os anos.

Evidentemente, há uma superposição considerável entre doença celíaca e DMID. Está bem consolidado o entendimento de que a doença celíaca é o resultado direto do consumo de glúten. Nossa primeira pista de que o glúten pode ser a causa principal do diabetes é encontrada na superposição da ocorrência de doença celíaca e DMID.

Um relatório recente indica que o DMID está em ascensão, especialmente nas populações que anteriormente gozavam de baixos índices dessa doença. Suspeitamos que isso reflete o aumento global do consumo de alimentos diabetogênicos – glúten, soja e leite de vaca. Além disso, a Finlândia e a Sardenha estão registrando dois dos três mais altos índices de doença celíaca.

Grupo	Prevalência de doença celíaca
Adolescentes muçulmanos saarauis	1 em 18
Norte da Sardenha	1 em 70
Finlândia	1 em 85

Por meio de estudos com animais, sabemos agora que entre ratos geneticamente suscetíveis ao DMID, se alimentados com o glúten do trigo, 40 por cento deles desenvolverão DMID. Em outros grupos de ratos com a mesma tendência genética mas alimentados sem glúten, somente 10 a 15 por cento desenvolveram DMID. Mais ainda, o índice de gravidade do diabetes pode ser manipulado pela variação de glúten na dieta. Outros demonstraram que a demora na introdução da dieta com glúten em cobaias retarda ou previne o diabetes. A maioria das autoridades na área das pesquisas sobre diabetes conclui que o glúten é o principal fator causal no desenvolvimento de DMID em animais predispostos geneticamente.

Este trabalho, juntamente com outras pesquisas na última década, tem sérias implicações para uma terapia emergencial para pacientes com DMID. Por exemplo, uma série de avanços médicos tornou possível transplantar células produtoras de insulina em diabéticos. Existem três dificuldades básicas nesse tremendo avanço médico. Primeiro, quando a produção completa de insulina é atingida, ela é apenas temporária e dura um período imprevisível. Segundo, normalmente esses transplantes resultam apenas em produção parcial de insulina. Terceiro, a destruição autoimune dessas mesmas células de produção de insulina pode ocorrer se os pacientes diabéticos transplantados continuarem a consumir uma alimentação diabetogênica rica em glúten ou soja. Acreditamos que os pacientes que recebem os transplantes de ilhotas se beneficiariam ao excluir glúten, soja e laticínios da dieta.

Esclerose múltipla (EM) – relação com o diabetes

Algumas pesquisas recentes têm revelado que a superposição da esclerose múltipla (EM) e de DMID é tão grande que elas podem ser simplesmente manifestações da mesma doença. Há muito entendemos que os pacientes de EM produzem anticorpos que atacam sua própria mielina, a bainha isolante presente nas fibras nervosas. Os pesquisadores de EM estão relatando agora que muitos anticorpos EM atacariam as células produtoras de insulina. Mais, relatam também que os anticorpos da maioria dos pacientes com DMID atacariam a bainha de mielina nos nervos. Esperamos ansiosamente a confirmação desses resultados e suspeitamos que este seja outro ponto de convergência entre o glúten e essas duas doenças autoimunes.

Diabetes não insulinodependente, tipo 2

A atual explosão do diabetes tipo 2 entre nossos jovens indica um resultado indireto da nossa cultura de gula pelo glúten. Sobrecarregar a alimentação com tanto carboidrato (predominantemente de cereais) leva à infrarregulação dos receptores celulares de insulina. O consumo crônico de carboidratos e em consequência o elevado teor de açúcar no sangue causam a produção excessiva de insulina, juntamente com a tendência de superproduzir a prostaglandina série E2, inibidora do metabolismo e pró-inflamatória, pró-câncer, pró-alergia e pró-doenças cardiovasculares.

Tanto a doença celíaca como o diabetes contribuem muito para a deficiência epidêmica de magnésio e para a deficiência de cromo. Até 90 por cento dos americanos e dos canadenses consomem menos do que a quantidade mínima necessária – 50 microgramas diários. Segue-se que celíacos consumindo uma dieta normal ficariam com deficiência profunda de cromo. A deficiência de cromo é associada a:

- hiperglicemia
- hiperinsulinismo/insulinorresistência
- diabetes insulinodependente (DMID, tipo 1)
- diabetes instalado em adultos (DMNID, tipo 2)
- diabetes gestacional (diabetes de gravidez)
- diabetes induzido por corticosteroides
- gordura corporal excessiva/massa corporal magra reduzida
- colesterol total elevado
- colesterol LDL elevado
- apolipoproteína B elevada
- colesterol HDL reduzido
- apolipoproteína A-1 reduzida
- aterosclerose
- síndrome X (obesidade central [abdominal], diabetes, colesterol elevado, pressão alta, triglicérides elevados etc.)
- abuso de álcool
- consumo excessivo de açúcar refinado e cereais

Doença autoimune do fígado e glúten

A doença crônica do fígado, de causa desconhecida, é comum em pacientes celíacos, e a dieta sem glúten normalmente resulta na melhora dos perfis enzimáticos do fígado acompanhada da resolução da doença do fígado. Alguns pesquisadores recomendam fazer exames para doença celíaca em casos em que não há causa conhecida para o número elevado de enzimas do fígado, relatando que 9 por cento desses pacientes têm doença celíaca. Outros relatos indicam níveis elevados de anticorpos antigliadina entre pacientes com doença de fígado na ausência de doença celíaca.

Muitas pessoas que sofrem de uma série de doenças do fígado, abrangendo a cirrose biliar e a hepatite crônica ativa, têm número elevado de anticorpos antigliadina no sangue. De 11 a 20 por cento de pacientes com cirrose e hepatite crônica, dependendo do tipo de doença do fígado, são sensíveis ao glúten. Mas houve aumento da doença celíaca apenas entre pacientes com hepatite autoimune.

Como casos de doença do fígado que ocorrem em conjunção com a doença celíaca normalmente apresentam uma melhora drástica ou remissão completa com a dieta sem glúten, fica difícil negar a relação do problema com o glúten, o que sugere também ser muito valorosa sua exclusão mesmo entre os sensíveis a ele embora não celíacos. A presunção equivocada de que a quantidade elevada de anticorpos antigliadina não significa nada sem uma biópsia que prove a doença celíaca é inadequada e prejudicial para o paciente. Descartar esses resultados nega a oportunidade de que o paciente seja beneficiado com um exame apropriado no futuro ou uma dieta sem glúten.

Artrite reumatoide (AR) e glúten

> ### Artrite reumatoide aliviada pela dieta sem glúten
>
> Comecei a desenvolver artrite reumatoide em 1990. Em 1994, eu mal conseguia andar pela manhã. As articulações dos quadris

> estavam extremamente enrijecidas. Só arrastava os pés e não conseguia girar meu quadril para o lado direito.
>
> O médico me disse que algum dia eu precisaria fazer uma cirurgia para substituir os ossos do quadril por uma prótese. Foi então que comecei a fazer uma pesquisa sobre sensibilidade ao glúten, na verdade por causa da minha mãe, que sofre da doença de Crohn. Quando estava lendo a respeito da doença de Crohn, descobri que estavam sendo feitas pesquisas no Reino Unido e nos Estados Unidos sobre a relação do glúten com essa doença e muitas outras enfermidades. Quanto mais eu lia, mais percebia que todos os sintomas estavam presentes em minha família.
>
> Visitei um nutricionista e apresentei minhas dúvidas: "Será que sou alérgica ao glúten? Vou ter doença de Crohn como minha mãe?". O nutricionista sugeriu que eu seguisse uma dieta sem glúten por duas semanas e, depois, fizesse um teste consumindo bastante glúten por três ou quatro dias. O que descobri, então, mudou a minha vida para sempre! Em cinco ou seis meses minha sinusite desapareceu completamente. A constipação intestinal crônica, que eu sofria desde a infância, sumiu. Agora não tomo remédio para nada. Quando percebi que tinha me livrado de ter que colocar uma prótese no quadril, decidi começar a frequentar um grupo de apoio. Percebi que havia muitas pessoas para quem a mudança de hábitos alimentares seria muito benéfica. Agora trabalho muito para levar essas informações para o maior número de pessoas possível. Esta é uma história que realmente deve ser transmitida para todos.
>
> Lucille C.

Os estudos na literatura médica sobre artrite reumatoide (AR) e artrite juvenil crônica revelam uma relação entre essas doenças e o glúten, além de alguns fatos chocantes sobre a frequência com que a doença celíaca e a sensibilidade ao glúten são ignoradas em muitos casos de doenças que atacam as articulações. Essa literatura é de algum modo uma exposição do potencial devastador dos cereais que contêm glúten. Crianças com dores constantes e articulações horrivelmente deformadas esperam muitas vezes anos a fio para serem examinadas para doença celíaca. Quando finalmente isso acontece, o resultado frequentemente é positivo. Para elas, o alívio acompanha a dieta sem glúten, embora as articulações deformadas sirvam provavelmente de lembrete permanente daquele sofrimento.

Os pesquisadores estão relatando a ocorrência da doença celíaca cinco vezes com mais frequência entre pessoas com artrite reumatoide. A prevalência chega a 7,5 por cento. Essa é uma ocorrência que deveria chamar a atenção de todos. E, ainda mais extraordinário, cerca de metade dos pacientes com artrite reumatoide apresenta sinais claros de sensibilidade ao glúten através dos níveis séricos de anticorpos antigliadina. Mais especificamente, uma variedade de exames para anticorpos revelou sensibilidade não celíaca ao glúten em 34 por cento dos pacientes com artrite crônica juvenil e em 47 por cento dos adultos com artrite reumatoide.

Embora esses níveis elevados de anticorpos tenham sido considerados por muito tempo como resultado do aumento da permeabilidade intestinal causada por medicamentos anti-inflamatórios não esteroides (AINEs) para controle da dor, há agora evidências sólidas que contradizem essa opinião. Um estudo comparou os níveis de anticorpos antigliadina de pacientes AR no começo da doença com os daqueles já em estado avançado. Descobriu-se que os níveis de anticorpos antigliadina estão elevados em 48 por cento dos pacientes que desenvolveram recentemente a artrite, enquanto somente 25 por cento daqueles com a doença em estágio avançado apresentam número elevado de anticorpos antigliadina. Os estudiosos sugerem que esses resultados podem indicar o fator glúten, que dá início à doença inflamatória destruidora das articulações nesses pacientes. Nós concordamos.

Relatos de artrite, depois da descoberta da doença celíaca, indicam que a dor melhora ou desaparece completamente eliminando o glúten da alimentação. Muitas vezes é necessário apenas uma quantidade pequena de analgésico depois de poucos meses seguindo a dieta. Há somente poucas exceções em que o problema continua a progredir, talvez devido a algum mecanismo que ficou independente do glúten, tornando a doença crônica. Um grupo investigou o impacto do jejum seguido por dieta vegetariana sem glúten (que não recomendaríamos) em um grupo de pacientes com artrite reumatoide. Eles registraram benefícios objetivos e subjetivos.

O sofrimento imposto pela artrite exige remédios para a dor que podem ter efeitos colaterais significativos, muitas vezes debilitantes, como falência renal, úlceras hemorrágicas, perfuração do intestino, aceleração da destruição da articulação (após dez anos de uso contínuo), e morte prematura. Ainda assim, pessoas com artrite chegam a sofrer de dois a quinze anos antes de finalmente fazerem exames para diagnóstico de doença celíaca. Uma olhada rápida nos raios X das articulações desses pacientes é de cortar o coração, e essa demora parece desnecessária e cruel.

É difícil imaginar um argumento racional para não avaliar em primeiro lugar a possibilidade de doença celíaca e sensibilidade não celíaca ao glúten, especialmente quando ambas são encontradas com tanta frequência em muitos casos de artrite. No entanto, pessoas com artrite reumatoide causada ou agravada pelo glúten podem nunca ter sabido disso – talvez nunca lhes tenha sido dada a opção da dieta porque o resultado positivo para a sensibilidade não celíaca ao glúten é muitas vezes descartado como "inespecífico".

Precisamos incentivar firmemente o exame de sangue como rotina para diagnóstico de alergia alimentar tardia e sensibilidade ao glúten em pacientes que sofrem de artrite, e, se alimentos que causam alergia forem identificados, é necessário parar de consumi-los.

Tanto o alimento como a infecção podem contribuir para a artrite reumatoide

Para complicar ainda mais a questão, um grupo de pesquisadores apresentou evidências revelando que a combinação da proteína alimentar com bactérias contribui para a progressão da artrite reumatoide. A permeabilidade intestinal induzida pela alimentação permite o vazamento de bactérias "amigas" do intestino para a corrente sanguínea, onde elas viajam para as articulações e se prendem ao tecido delas. O sistema imunológico ataca, danificando tanto as bactérias intestinais como os tecidos das articulações a que estão presas.

A convergência do câncer com outras enfermidades na doença celíaca

Pessoas com doença autoimune sofrem mais risco de ter doença celíaca, assim como usuários de drogas injetáveis. Os pacientes celíacos também estão mais sujeitos ao câncer e a doenças autoimunes. Embora possa parecer que essas ocorrências não tenham qualquer relação entre si, tais associações realmente apontam uma questão importante para o risco de câncer.

Na autoimunidade e na doença celíaca há um aumento da permeabilidade intestinal, permitindo o vazamento de proteínas parcialmente digeridas no sangue, muitas das quais, já repetimos diversas vezes, têm atividade opioide. Muitos viciados injetam opiáceos diretamente na corrente sanguínea ou nos tecidos adjacentes aos vasos sanguíneos. Os peptídeos derivados de alimentos e drogas infectadas têm uma característica importante em comum: eles sinalizam às células exterminadoras naturais do nosso sistema imunológico para diminuírem ou interromperem suas atividades normais. Por meio desse processo, chamado "infrarregulação", perdemos a atividade celular que constitui a primeira linha de defesa do corpo contra doenças e, em particular, contra invasores malignos. Graças à atividade opioide, o sistema imunológico fica impedido de identificar e destruir as células teciduais que têm cromossomos danificados ou frágeis, e portanto de impedir que elas passem a ser cancerosas.

Modelo de dieta para tratamento da autoimunidade

As evidências apresentadas aqui indicam que o exame de rotina para doença celíaca e sensibilidade ao glúten deve ser feito por todos os pacientes com doença autoimune. As evidências também sugerem que o tratamento com uma dieta sem glúten pode oferecer melhoras drásticas, muito além das que são oferecidas pelas medicações que visam o controle da dor ou a infrarregulação do sistema imunológico. As terapias alimentares, embora mais controversas, não causam os frequentes e desagradáveis – e algumas vezes até perigosos – efeitos colaterais associados aos medicamentos, especialmente os usados para a dor.

Um estudo sobre a psoríase (uma doença autoimune de pele muito desagradável) serve como modelo para relacionar o glúten à autoimunidade. Muitos relatos informais sugeriram que a psoríase pode ser mais frequente na doença celíaca, mas, quando investigada, a ligação não foi sustentada. O exame com um grupo de 302 pacientes com psoríase revelou que 16 por cento apresentava, no mínimo, um tipo de anticorpo antigliadina. Dentro desse grupo, dois pacientes tinham doença celíaca, ou aproximadamente 1 por cento, o que reflete a população em geral. Então, esses pesquisadores incluíram os pacientes com sensibilidade não celíaca ao glúten com psoríase no estudo alimentar. Do grupo dos trinta pacientes que ficaram sob a dieta sem glúten, todos eles apresentaram uma redução significativa de sinais e sintomas da psoríase. Quando voltaram à alimentação normal, como parte do estudo, mais da metade sentiu o ressurgimento dos sintomas da doença. O relato, sem dúvida, recomenda a dieta sem glúten como tratamento para os pacientes com psoríase que tenham anticorpos antigliadina.

Conclusão

A doença celíaca e a sensibilidade não celíaca ao glúten muitas vezes estão subjacentes à doença autoimune. O glúten é a ameaça comum que liga muitas formas de autoimunidade, abrangendo quatro tipos de autoimunidade que usamos como exemplo para demonstrar essa ligação.

A maior parte dos celíacos não tratados apresenta ao menos alguma indicação de formas adicionais de autoimunidade. Além disso, a doença autoimune da tireoide está excessivamente presente entre os que sofrem de doença celíaca, e a doença celíaca está excessivamente presente entre aqueles que têm qualquer forma de doença autoimune da tireoide. Uma superposição semelhante é vista no diabetes melito insulino-dependente, na doença autoimune do fígado e na artrite reumatoide.

De igual importância é o fato de que a sensibilidade não celíaca ao glúten também está excessivamente presente entre os que têm doenças autoimunes. Embora as ligações entre doença celíaca e autoimunidade estejam bem documentadas, o paciente celíaco muitas vezes precisa ser proativo e pedir ele mesmo o exame apropriado e o acompanhamento médico.

Infelizmente, a doença celíaca e a sensibilidade não celíaca ao glúten costumam ser diferenciadas, o que pode levar a conselhos médicos menos satisfatórios. Os resultados positivos dos exames mostrando a sensibilidade ao glúten podem ser dispensados na suposição de que sejam inespecíficos. Os pacientes podem não ser incentivados a seguir uma dieta rígida sem glúten. Mais comumente, suas reações imunológicas ao glúten podem nem ao menos ser mencionadas.

Na doença autoimune, recomendamos que sejam feitos exames tanto para doença celíaca como para sensibilidade ao glúten. Quando os exames diagnosticam anticorpos positivos para ambas, deve-se seguir uma dieta sem glúten.

8
Osteoporose e glúten

Se você tem os ossos fracos e porosos, precisa eliminar o glúten da sua dieta mesmo que não tenha uma reação imunológica a esse alimento. Uma porção significativa da nossa sociedade está enfraquecida por essa invalidez que avança silenciosamente. A primeira pista dolorosa do problema muitas vezes é uma fratura óssea. Há muitas formas pelas quais o glúten consegue danificar ossos fortes e saudáveis. Neste capítulo, explicaremos como o glúten pode causar esse mal devastador e doloroso.

De acordo com a Fundação Nacional de Osteoporose dos Estados Unidos, essa doença é uma grande ameaça à saúde pública para mais de 28 milhões de americanos, 80 por cento dos quais são mulheres. Nos Estados Unidos, atualmente 8 milhões de mulheres e 2 milhões de homens já têm osteoporose, e outros 18 milhões têm baixa densidade óssea, o que os coloca na faixa de risco maior para a osteoporose, fraturas de bacia, coluna e pulsos além de morte prematura.

Aproximadamente 250.000 americanos morrem anualmente por complicações associadas à fratura da bacia. O pai de James Braly, coautor deste livro, foi uma dessas vítimas de fratura osteoporótica.

Os casos de degeneração óssea estão aumentando em índices epidêmicos. Muitos deles se devem ao envelhecimento da população, evidentemente, com as mulheres passando a viver bem além dos oitenta e os homens quase chegando a isso. Mas essa é apenas uma parte da explicação. As recomendações atuais de alimentação são tacanhas e ultrapassadas, refletindo uma visão simplista de muitos fatores que contribuem para a formação e a manutenção de ossos fortes e saudáveis.

A fonte de grande parte desse aconselhamento fraco é a fatídica pirâmide alimentar do Departamento de Agricultura dos EUA (USDA). Quem a montou não considerou as pesquisas atuais. Apesar da explosão dos números de casos de osteoporose e o bem documentado impacto negativo do consumo de glúten para a densidade óssea, a ingestão diária de seis a onze porções de cereais ainda não deixou de ser recomendada. Fazer essas recomendações é o mesmo que dizer a um homem que está se afogando para beber mais água. Negam a evidência do quanto já sabemos sobre os ossos, sobre como se desenvolvem e o que os torna fortes.

Melhora no quadro médico após três dias de dieta sem glúten

Há cerca de treze anos fui diagnosticado com doença celíaca. Eu pesava 51 quilos, e meço 1,82 metro. Ainda andava/trabalhava, mas muito pouco, pois tive fraturas por estresse nos pés. Minha visão havia se deteriorado a ponto de eu precisar de uma nova receita oftalmológica a cada seis meses. Eu também tinha sangramento nasal todos os dias, juntamente com dores de cabeça, cólicas abdominais, cãibras nas pernas, tremores musculares, formigamento nos dedos dos pés e das mãos, dores nos ossos etc. Depois de três dias seguindo a dieta sem glúten, me senti melhor. Precisei de novas prescrições de lentes a cada seis meses por causa da melhora na visão e meu cabelo cresceu novamente. No total, ganhei cerca de 30 quilos em três anos.

Jim B.

A osteoporose em não sensíveis ao glúten

O fitato é a forma de armazenamento da maior parte do fósforo encontrado nas plantas. Ele exerce uma forte atração para diversos minerais, inclusive cálcio, magnésio, ferro e zinco. Mesmo para quem não sofre de sensibilidade ao glúten, os fitatos podem causar preocupação. Eles são encontrados em grandes quantidades na camada externa dos cereais. Durante a digestão, principalmente no estômago, os fitatos combinam-se ao cálcio e a outros minerais. As ligas que formam essas combinações químicas são resistentes ao processo digestivo humano, assim, importantes minerais são desperdiçados quando os fitatos são consumidos. Portanto, ao comer cereais integrais diminuímos a disponibilidade desses minerais que nos ajudam a desenvolver e a manter os ossos fortes e saudáveis.

Glúten, vitaminas e saúde dos ossos

Além disso, os cereais muitas vezes substituem o consumo de frutas e legumes, que são boas fontes de algumas vitaminas importantes, necessárias para manter os ossos saudáveis. A vitamina C contribui para a manutenção óssea auxiliando na produção de colágeno. A produção desse tecido conectivo é necessária não só para a restauração de fraturas, mas também para a reposição do colágeno envelhecido, que é destruído por osteoclastos na rotatividade normal dos tecidos ósseos.

A vitamina K é deficiente na alimentação de muitas mulheres, doentes celíacos e a maioria das pessoas que sofrem de osteoporose. Houve uma época em que se pensava que a vitamina K, uma vitamina essencial derivada dos alimentos e da ação das bactérias intestinais, estivesse envolvida somente com a coagulação do sangue. Como ficou esclarecido, a vitamina K é necessária em outros processos-chave, inclusive na produção de osteocalcina pelos osteoblastos. A osteocalcina é uma proteína importante no metabolismo ósseo e na formação dos ossos. Quando encontrada em níveis elevados no sangue é associada a distúrbios ósseos, à doença de Paget e à osteoporose pós-menopáusica.

A edição de janeiro de 1999 do *American Journal of Clinical Nutrition* trouxe uma informação sobre mais de 72 mulheres que foram divididas de acordo com seu consumo regular de vitamina K. Aquelas que consumiam mais vitamina K tinham apenas 70 por cento de probabilidade de fraturar a bacia em relação ao grupo que ingeria a quantidade mínima dessa importante vitamina. O mais impressionante foi a observação do consumo de alface. As mulheres que consumiam alface, rica em vitamina K, pelo menos uma vez por dia tinham 45 por cento menos probabilidade de sofrer fratura da bacia do que aquelas que comiam esse alimento uma vez por semana ou menos. Consumir menos de 109 microgramas de vitamina K resultava em afinamento dos ossos, porém mais do que 109 microgramas não acrescentava nenhuma proteção extra contra a fratura de bacia.

Para mulheres a partir dos 15 anos de idade, a dose recomendada pelos órgãos de saúde americanos é de 180 microgramas de vitamina K por dia, provavelmente uma quantidade excessiva. Por outro lado, a tabela de Ingestão Diária Recomendada [IDR/RDA] estabelece 65 microgramas diários para mulheres e 80 microgramas para homens, o que provavelmente é muito baixo.

Os resultados das pesquisas demonstram claramente que outros nutrientes além do cálcio são importantes para manter os ossos sadios. Em vez do foco atual apenas no cálcio, as mulheres deveriam adotar uma dieta bem equilibrada, contendo proteínas e vitamina K suficientes. Além de brócolis, alface e outras verduras folhosas, outros alimentos ricos em vitamina K são carne de porco, fígado e óleos vegetais.

A deficiência de vitamina A, outro problema que surge frequentemente com o consumo de glúten, pode impedir o crescimento em crianças e causar impacto nos ossos dos adultos. Já que essa vitamina controla tanto as células formadoras dos ossos como as destruidoras, a deficiência pode causar uma série de anormalidades ósseas. Para garantir uma quantidade suficiente de vitamina A na dieta, coma peixe, linhaça e fígado, ricos nessa vitamina.

Os ossos são muito vivos

Ossos são tecidos vivos: cálcio, magnésio, zinco e outros minerais são depositados e removidos continuamente. Os tecidos conectivos que sustentam os ossos são renovados regularmente. Esse trabalho é realizado por células formadoras de ossos (osteoblastos) e células destruidoras de ossos (osteoclastos). Nossos ossos são feitos de cerca de 25 por cento de água, 25 por cento de proteína e o restante é constituído de sais minerais, principalmente cálcio. O colágeno é um tecido conectivo que fornece o quadro flexível em que esses sais minerais quebradiços se cristalizam. Em ossos saudáveis, essa combinação resulta em ossos fortes e razoavelmente flexíveis. Os minerais fornecem a rigidez e o colágeno dá a flexibilidade enquanto reforça os minerais, de forma semelhante aos princípios que fortalecem o concreto armado.

O que é osteoporose?

Quando nossos ossos são quebrados por impacto brando ou pelo estresse normal do dia a dia, eles não estão saudáveis. Ossos fracos normalmente têm espaços maiores entre os cristais minerais, tornando-os porosos, o que os enfraquece. Nesse ponto, não vai lhe causar nenhuma surpresa ficar sabendo que o glúten pode causar essa condição terrível e debilitante. Contrariando essas infelizes dietas que estão na moda, os laticínios também podem contribuir para muitos casos de osteoporose.

Celíacos diagnosticados quando adultos sofrem o mesmo grau de desmineralização dos ossos. A extensão do dano pode ser muito grave.

O que causa osteoporose em pacientes celíacos?

Por muito tempo, acreditou-se que a frequência de osteoporose entre celíacos fosse resultado da má absorção. Embora faça sentido que seríamos incapazes de absorver cálcio suficiente, resultando em deficiência, quando os pesquisadores investigaram mais profundamente essa questão, descobriram evidências que não apoiam essa visão simplista. Parece que o glúten tem um impacto maior no metabolismo do cálcio do que realmente na absorção, porque ele aumenta a quantidade de cálcio desperdiçado depois que é absorvido. Uma dieta sem glúten muitas vezes resulta em aumento significativo do conteúdo mineral dos ossos de pacientes celíacos, mas isso se deve em grande parte ao aumento da retenção de cálcio.

Um paradoxo ligado à osteoporose e à doença celíaca é que a suplementação de cálcio não ajuda a remineralizar os ossos de pacientes celíacos da mesma forma que a suplementação de magnésio. Há comparativamente menos magnésio em nossos ossos, por isso essa informação fornece uma pista útil para o quebra-cabeça fascinante do impacto que o glúten pode ter na densidade óssea.

O magnésio é não apenas importante para a ativação dos osteoblastos formadores de ossos, que depositam cálcio e acrescentam colágeno aos ossos, como é também um fator que ajuda a restaurar as glândulas paratireoides. Essas glândulas produzem os hormônios (HPT), que regulam a maior parte do metabolismo do cálcio. Eles sinalizam os rins para que recuperem cálcio da urina, para elevar os níveis de cálcio no sangue e para ativar a vitamina D (calcitrol), que avisa o intestino para que absorva o cálcio do que comemos. Evidentemente, a ingestão adequada de cálcio pela alimentação tem pouco valor se não estivermos ingerindo magnésio suficiente para as glândulas paratireoides funcionarem apropriadamente.

Por isso, os laticínios e a suplementação de cálcio podem ter um impacto negativo na densidade dos ossos, exatamente o oposto do que nos dizem. Magnésio, cálcio, zinco, boro e vitaminas D e K, todos mencionados como deficientes em muitos celíacos, são absorvidos do intestino pelo mesmo mecanismo, chamado "transporte ativo". Ao prover o trato digestivo apenas de cálcio, isso sobrecarrega a nossa capacidade de absorção com um só mineral, ainda que seja o mais comum no corpo. Essa abordagem é míope e, francamente, prejudicial. Ela traz o risco de causar a deficiência de magnésio e de outros minerais necessários, que são menos abundantes e frequentemente deficientes em nossa dieta. A deficiência de fósforo e magnésio, causada pela ingestão excessiva, pode trazer um risco maior de perda mineral nos ossos. Além disso, o risco é em grande parte independente da suspeita tradicional do dano aos ossos infligido pelo glúten – a má absorção. A questão-chave é o equilíbrio das quantidades relativas em que esses minerais estão disponíveis, seja na alimentação e/ou nos suplementos que consumimos.

Deve-se tomar muito cuidado ao recomendar a suplementação de cálcio, especialmente entre aqueles que já sofrem desmineralização óssea e entre os que apresentam mais riscos de desenvolver esse problema. Um intestino caracteristicamente saudável só absorve uma pequena porção do cálcio disponível na alimentação. Ao mesmo tempo, as evidências sugerem que a ingestão excessiva de cálcio compete com a absorção do magnésio, agravando ainda mais uma condição insatisfatória desse mineral. Despejar cada vez mais cálcio na alimentação é uma abordagem perigosamente simplista para um problema complexo.

Muitos prontos-socorros estão usando grandes doses terapêuticas intravenosas de magnésio como terapia de primeira linha para pacientes cardíacos. Esses tratamentos com magnésio têm reduzido a extensão de dano aos músculos e tecidos cardíacos. Cada vez mais os hospitais e pronto-socorros também estão usando sulfato intravenoso como terapia de primeira linha para interromper dores de cabeça, de enxaqueca e crises de asma. A eficácia dessas terapias também sugere uma condição crônica comum de deficiência de magnésio. Enxergamos essa deficiência comum como o resultado previsível da obsessão cultural pelo consumo de quantidades maciças de laticínios e cereais, que empobrecem os níveis de magnésio no corpo.

As glândulas paratireoides

Lembre-se de que, na doença celíaca não tratada, as glândulas paratireoides liberam em excesso o hormônio mais importante para o controle do metabolismo do cálcio, o que é associado à aceleração da renovação óssea – reabsorção do osso velho e formação do osso novo – e da perda óssea. Atualmente, temos evidências de que, pelo menos em alguns casos de doença celíaca, os anticorpos antiendomísio (os mesmos que são procurados nos exames de rastreamento de doença celíaca) apresentam reação cruzada com tecidos das paratireoides, resultando em dano a essas glândulas importantes e comprometendo sua capacidade de regular eficazmente o metabolismo do cálcio. Afinamento dos ossos, aumento da fragilidade óssea e propensão a fraturas sob baixo impacto são as consequências.

A trágica falta de diagnóstico da doença celíaca e da sensibilidade ao glúten certamente sugere a necessidade de rastreamento mais frequente para essas condições entre as pessoas com densidade óssea reduzida. Esses exames deveriam ser feitos o mais cedo possível para permitir ganhos rápidos e extensos na deposição mineral, para obter ossos sadios e saudáveis antes do declínio da produção dos hormônios sexuais e do crescimento quando a pessoa for mais velha.

Osteomalacia e glúten

Outro distúrbio de densidade óssea que também pode se relacionar ao consumo de glúten é a osteomalacia, em que os ossos ficam muito flexíveis e fracos. Tem-se a impressão de que é excesso de colágeno, mas na verdade é falta de cálcio, fósforo e/ou outros minerais necessários para a rigidez óssea. Na infância, o equivalente à osteomalacia é o raquitismo. Ambos são muitas vezes resultado da deficiência de vitamina D. Lembre-se de que é a forma ativa da vitamina D, o calcitrol, que sinaliza ao intestino para absorver mais cálcio e outros minerais dos alimentos.

Na forma mais branda de osteomalacia, a osteopenia, os ossos encurvam e ficam deformados por causa da deficiência na absorção de minerais; essa condição pode ser detida e revertida simplesmente com a suplementação de vitamina D. Infelizmente, as deformações ósseas não são corrigidas. Quem tem pouca exposição ao sol sem protetor, talvez por trabalhar o dia todo no escritório, devido à idade ou à condição de saúde, corre esse risco. Portanto, nos países localizados em zonas temperadas há um risco sazonal de desenvolver este problema.

A função renal comprometida, em que há excesso de eliminação de cálcio, também pode resultar em raquitismo, osteomalacia e osteopenia. Há evidências claras de que o glúten contribui para, no mínimo, alguns casos de função renal comprometida.

O impacto do envelhecimento e dos hormônios sexuais na saúde dos ossos

Todos os fatores citados sobre a formação e a manutenção de ossos densos e saudáveis tornam-se cada vez mais importantes à medida que a meia-idade se aproxima. Os hormônios sexuais, estrógeno e testosterona, estimulam a ação dos osteoblastos formadores de ossos. Quando as mulheres passam pela menopausa e os homens se aproximam dos 60 anos, a produção desses hormônios fica reduzida, portanto a formação dos ossos diminui e começa a ser excedida pela sua destruição. Se formarmos ossos fortes no começo da vida, se nos exercitarmos regularmente e sempre, e se comermos e absorvermos quantidades adequadas e em porções equilibradas de todos os minerais necessários, nossos ossos deverão continuar bons durante a velhice. Quem é sensível ao glúten ou tem doença celíaca, mesmo se seguir religiosamente uma dieta sem glúten pode precisar tomar uma atitude agressiva, como fazer suplementação de magnésio e garantir a ingestão e a absorção adequadas de vitamina D.

Se houver histórico pessoal de osteoporose ou osteopenia, faça densitometrias ósseas periódicas para verificar se a dieta sem glúten e o programa de suplementação estão funcionando bem para você.

De volta para o futuro

O glúten e os laticínios são dois dos tipos de alimentos mais alergênicos que existem. Como mostramos, usar somente os suplementos de cálcio para intervir no consumo de glúten e laticínios pode na verdade ameaçar a absorção de outros importantes minerais, comprometer os ossos e a saúde em geral, além de causar doenças que deveríamos prevenir.

Como foi visto, há muitos fatores que afetam a saúde óssea. Exercícios regulares, banhos de sol, uma dieta variada não alergênica e a ingestão das várias vitaminas necessárias, juntamente com importantes minerais e hormônios, são fatores que devem trabalhar de modo equilibrado e harmonioso para formar e manter ossos fortes. Qualquer alteração nesse equilíbrio pode levar a mudanças repentinas e mensuráveis em um período relativamente curto. Aumentos substanciais na densidade óssea ocorrem dentro de um ou dois anos após o diagnóstico da doença celíaca e do início da dieta sem glúten. A suplementação excessiva de cálcio, sem o equilíbrio de outros nutrientes ósseos, pode contribuir para agravar o problema que deveria solucionar.

Uma dieta sem glúten e sem laticínios que inclua diversos tipos de carnes, miúdos, peixe, caça, verduras e frutas, com quantidades moderadas de cereais que não contenham glúten, não é apenas a alimentação mais próxima da de nossos ancestrais, mas também garante ossos fortes e saudáveis. Dada a importância do funcionamento excelente das paratireoides para a saúde dos ossos, a reação cruzada entre os anticorpos antiendomísio e as paratireoides também sugere que deve haver fatores autoimunes contribuindo para os danos aos ossos causados pelo glúten.

9
Distúrbios mentais e glúten

A moderna voracidade pelo glúten invadiu até mesmo o espaço privado de nossa mente. Neste capítulo, destacaremos muitos dos problemas psiquiátricos e neurológicos que podem resultar da sensibilidade ao glúten. Eliminá-lo da alimentação pode substituir rapidamente muitos tratamentos psiquiátricos convencionais mais caros e lentos.

Uma breve história sobre os efeitos do glúten na saúde mental

Como muitos celíacos vão atestar, períodos de jejum proporcionam pelo menos uma recuperação parcial dos sintomas da doença celíaca, inclusive aliviando a depressão crônica e problemas de sono, e provocam uma sensação geral de bem-estar psicológico. Há muitos casos na história demonstrando o impacto da alimentação sobre a saúde mental. O jejum era usado na Grécia Antiga para tratar a loucura. Mais notável ainda, durante a Segunda Guerra Mundial, a ocorrência da esquizofrenia caiu tremendamente entre a população europeia que teve racionamento de cereais. Se a esquizofrenia é, em grande parte, o resultado dos opioides derivados do glúten, a estratégia antiga de jejuar pode ser uma efetiva arma de curto prazo.

Um grupo de pesquisa muito ativo no Royal Hallamshire Hospital, em Sheffield, Inglaterra, envolvendo os departamentos de neurologia, gastrenterologia e histopatologia, demonstrou que o glúten é um fator presente em uma série de distúrbios neurológicos. Mais da metade dos 53 pacientes com distúrbios neurológicos de causas desconhecidas apresentou anticorpos antigliadina. Desses trinta pacientes, nove tinham doença celíaca. Os outros 22 eram obviamente sensíveis ao glúten.

A série de efeitos neurológicos do glúten

Como deve ser passar a vida sabendo que, exatamente num momento crítico ou de perigo, você vai sofrer uma convulsão? Imagine a sensação de incerteza e vulnerabilidade. Ou, como deve ser vivenciar dia a dia a corrosão daquilo que já foi uma boa memória? Ou a capacidade de andar? Ou de falar? Pior ainda, como deve ser sentir um mundo interior feito parcialmente de alucinações auditivas e visuais, mas que também é feito do mundo externo, objetivo, que os outros compartilham? Essas são apenas algumas das muitas consequências neurológicas negativas do consumo de glúten.

Muitas doenças mentais comuns são conhecidas por sua associação a altos índices de doença celíaca e sensibilidade não celíaca ao glúten. Entre elas, ataxia, neuropatia periférica, ou outros "problemas neurológicos crônicos de causa desconhecida" (observação: a maioria dos problemas neurológicos crônicos é de causa desconhecida), como também a senilidade, outro distúrbio mental comum que frequentemente parece estar relacionado à sensibilidade ao glúten. Na senilidade, entretanto, alguém tem de perceber e tratar dessa deterioração mental no início para evitar sua progressão. Infelizmente, é comum a deterioração continuar apesar da dieta sem glúten no caso de senilidade em estágio avançado. Por isso, vamos nos concentrar na prevenção, por meio da detecção no início e do tratamento da sensibilidade ao glúten.

Além dos problemas de degeneração, circulação sanguínea e convulsões, que podem alterar o comportamento, as emoções e a aprendizagem, há muitos outros distúrbios afetados pelo glúten. Depressão psicológica, deficiências neurotransmissoras, autismo e hiperatividade também podem ser provocados pela sensibilidade ao glúten. Essas doenças mentais estão associadas a importantes mudanças no cérebro, mas, diferentemente da epilepsia e da senilidade, não há dano estrutural visível no cérebro. As evidências apontam para a ação da gluteomorfina, substância semelhante à morfina e derivada da alimentação com glúten, como causa importante desses distúrbios.

Talvez você queira examinar sua herança genética e determinar se pode estar ou não sob o risco de alguma dessas doenças, mas o primeiro passo é compreender como o glúten e seus derivados afetam o cérebro, e então observar cuidadosamente cada distúrbio comportamental, psiquiátrico e neurológico relacionado ao glúten.

Anticorpos antiglúten que atacam o cérebro

Sabemos que alucinações, epilepsia e fornecimento de sangue desordenado dentro do cérebro são facilmente explicados pelas ações do glúten ou de seus derivados. Acumulam-se evidências de que essas anormalidades podem ser resultado da interação entre o sistema imunológico, o glúten e os próprios tecidos. No sangue coletado em pacientes celíacos não tratados, os pesquisadores encontraram anticorpos que atacam as paredes dos vasos sanguíneos no cérebro humano. Somente três pessoas do grupo de controle apresentaram sensibilidade ao glúten, mas nenhuma desse último grupo tinha anticorpos como os pacientes celíacos não tratados.

Da mesma forma, quando gatos são alimentados com glúten, eles desenvolvem anormalidades estruturais no cérebro. Pacientes celíacos vivem uma série de doenças neurológicas que também parecem envolver mudanças na estrutura do cérebro.

Reunidas, essas evidências sugerem que os anticorpos dos pacientes celíacos algumas vezes penetram no cérebro, onde podem causar danos irreversíveis em alguns casos de epilepsia, esquizofrenia crônica e distúrbios neurológicos progressivos. Em outras situações, como em casos recentes ou recaídas de esquizofrenia, epilepsia e distribuição irregular de sangue no cérebro, pode haver uma rápida melhora com uma dieta sem glúten.

Ergotismo

Mesmo os fungos que crescem nos cereais com glúten têm provado ser uma ameaça séria para a saúde neurológica e mental. O esporão, ou cravagem, é um fungo que cresce nos cereais que contêm glúten quando eles ficam úmidos por um período longo, e é encontrado mais comumente no centeio. A intoxicação pelo fungo cravagem, chamada de ergotismo, era conhecida na Idade Média como Fogo de Santo Antônio. As pessoas que sofriam desse mal até eram acusadas de bruxaria por causa das convulsões e alucinações que sentiam. Essa reação ao esporão não é surpreendente, levando em consideração que esse é o fungo do qual se extrai o alucinógeno LSD.

Embora ocasionalmente o ergotismo possa atacar animais domésticos, resultando em sintomas neurológicos e, às vezes, claudicação, as técnicas modernas de processamento dos cereais normalmente proporcionam boa proteção contra isso, pois há muito mais cuidado no tratamento dos grãos. Hoje, as pessoas raramente sofrem de ergotismo e, quando o têm, normalmente é causado pelo uso excessivo de determinadas medicações derivadas intencionalmente de fungos do centeio desenvolvidos em laboratórios. Esses remédios em geral são usados para tratar a expansão excessiva dos vasos sanguíneos no cérebro, que normalmente estão subjacentes às enxaquecas. De fato, o fungo do centeio age tão eficazmente como constritor de vasos sanguíneos que muitas vezes resulta em claudicação, seguida de deterioração gangrenosa do tecido causada por circulação insuficiente no membro afetado.

Os peptídeos derivados dos cereais com glúten têm sido sempre relacionados à esquizofrenia, convulsões epilépticas e doenças vasculares cuja ocorrência é verificada, às vezes, entre pacientes que também têm doença celíaca. Como o esporão, esses peptídeos mostraram recentemente que afetam o fluxo sanguíneo no cérebro, o transtorno de déficit de atenção com hiperatividade e o autismo. Reunidas, essas informações sugerem a ligação entre pepitídeos bioativos derivados dos cereais e muitos distúrbios que também manifestam anticorpos contra o glúten.

Humor, comportamento, psicologia e glúten

Ao observar os tipos de lesões neurológicas e enfermidades comumente encontradas nos pacientes com doença celíaca e sensibilidade ao glúten, encontram-se padrões extremamente interessantes e importantes. O humor frequentemente reflete-se no comportamento. Perturbações de humor há muito vêm sendo reconhecidas nos pacientes celíacos. Desde os relatos mais antigos, declarações como a que se segue têm caracterizado as crianças celíacas: "O temperamento da criança parece variável, na maioria das vezes extremamente irritável, aborrecido, caprichoso ou impertinente. Nada parece agradá-la, e no conjunto ela se mostra adversária de si mesma".

Essa é a sensação que tem aparecido repetidamente na literatura médica e continua a ser mencionada pelos pesquisadores. Um relato indica que 63 por cento das crianças celíacas apresentam agressividade, provocação, raiva ou comportamento irritadiço.

A depressão foi declarada o sintoma mais comum da doença celíaca. Alguns pesquisadores defendem o exame de rotina para doença celíaca com base apenas em distúrbios comportamentais ou depressão. Seja se observarmos depressão, ansiedade ou problemas comportamentais, esses sintomas psiquiátricos muitas vezes são eliminados pela simples exclusão do glúten da dieta.

Mesmo entre os que sofrem de doença celíaca silenciosa ou assintomática, a dieta sem glúten frequentemente melhora o bem-estar psicológico. Alguns pesquisadores estão recomendando que a doença celíaca seja reconhecida como um distúrbio biológico-psicossocial. Outros têm alertado sobre sintomas que parecem ser causados por fatores psicológicos, como queixas repetidas de dor de estômago e irritabilidade depois do nascimento de um irmão mais novo, que podem ser resultado de doença celíaca não reconhecida.

Transtorno de déficit de atenção (com ou sem hiperatividade)

Distúrbios de humor e mentais são também comuns em pessoas com dificuldade de concentração, mas a característica mais importante do transtorno de déficit de atenção (TDA) é a incapacidade de manter o foco e a atenção sem que haja um motivo emocional forte para isso. Quer a pessoa afetada seja letargicamente desinteressada no que se passa à sua volta, ou seja hiperativa e incapaz de se dedicar a uma tarefa, ela pode muito bem estar sofrendo de sensibilidade ao glúten.

Cerca de 70 por cento das crianças com doença celíaca não tratada apresentam exatamente as mesmas anormalidades nos padrões de ondas cerebrais que aquelas que foram diagnosticadas com transtorno de déficit de atenção. Outro estudo recente, o primeiro nesse sentido, relatou que alimentos alergênicos, incluindo o trigo, poderiam causar ondas cerebrais anormais contínuas. A parte mais notável dessa pesquisa é que ela mostra que depois de um ano de exclusão do glúten da alimentação todas essas anormalidades desaparecem. Para essas crianças, a dieta não trata da doença celíaca, mas também, de seus cérebros e do TDA.

Crianças celíacas também apresentaram melhoras de humor impressionantes depois de pouco tempo seguindo a dieta. Como a doença celíaca atinge 1 por cento da população e a sensibilidade ao glúten atinge um número muito maior de pessoas, e como há anormalidades idênticas nos padrões de ondas cerebrais de crianças celíacas e crianças com transtorno de déficit de atenção com hiperatividade, parece provável que exista uma superposição significativa entre esses dois grupos. Dadas as evidências da superposição com a sensibilidade ao glúten, acreditamos que é muito provável que pessoas que sofram de déficit de atenção se beneficiariam de uma dieta sem glúten e sem alergênicos.

Problemas de aprendizagem e sensibilidade ao glúten

Os problemas de aprendizagem associados à doença celíaca e as reações imunológicas às proteínas do leite são questões relacionadas, mas separadas. Um estudo pesquisou a dislexia – um distúrbio de aprendizagem marcado pela incapacidade de reconhecer e compreender palavras escritas – em 291 crianças da quarta série. Nas quinze crianças em que o problema foi detectado, duas foram diagnosticadas, em seguida, com doença celíaca, e uma tinha anticorpos contra a proteína do leite. Se esses achados refletem os índices de doença celíaca e/ou intolerância à proteína do leite entre crianças disléxicas, então a dieta pode proporcionar um remédio eficaz para a dislexia. Essas crianças foram colocadas em dieta sem glúten e sem laticínios, mas os dados de acompanhamento ainda não estão disponíveis.

Outras incapacidades de aprendizagem, abrangendo memória auditiva de curto prazo e lentidão no processamento visual, são muito mais comuns nos pacientes celíacos do que na população em geral, especialmente entre os homens. Só podemos especular sobre o que essa dieta pode oferecer aos disléxicos que não apresentam reações imunológicas a esses alimentos, mas as evidências justificam exames de sangue e a experiência individual. A dislexia é um distúrbio com implicações para toda a vida e pode ter um grande impacto na autoestima.

Alcoolismo e o glúten

Inspirado no trabalho do dr. Theron Randolph, Joan Matthews-Larson, autora de *Seven Weeks to Sobriety*, relatou alergias alimentares significativas em 73 dos 100 alcoólatras que estudou. Ela também registrou que o dr. Herbert Karoulus verificou que a maioria dos 422 alcoólatras que ele estudara era alérgica ao trigo ou ao centeio. O consumo de álcool causa e agrava a permeabilidade intestinal e acredita-se que seja tanto causa como efeito de alergias alimentares. As pessoas alérgicas a alimentos e as sensíveis ao glúten muitas vezes contam que as reações alérgicas alimentares mais frequentes e graves ocorrem em conjunto com o consumo de álcool. Como existe o componente genético no alcoolismo, suspeitamos que a propensão ao vício também predisponha a um intestino anormalmente permeável e tenda à sensibilização alimentar.

Esquizofrenia

A ciência médica deu mais um salto quando o dr. F. Dohan, pesquisador e psiquiatra da Filadélfia, nos Estados Unidos, descobriu que a esquizofrenia é encontrada com frequência entre pessoas com doença celíaca, e a doença celíaca é frequentemente encontrada em pessoas com esquizofrenia. Além disso, ele descobriu que nas culturas em que raramente são consumidos cereais, a doença é incomum ou inexistente. Sua busca persistente pela causa dessa relação é a fonte de um novo entendimento das doenças mentais provocadas pela alimentação, e seu trabalho serve de modelo para a investigação de outras enfermidades alimentares.

Infelizmente, os esquizofrênicos quase nunca são examinados para sensibilidade ao glúten. Um relato mais recente fornece um exemplo surpreendente dessa conexão. Um homem de 31 anos, anteriormente diagnosticado com esquizofrenia, mostrou fluxo de sangue reduzido no lobo frontal do cérebro. Isso é comum na esquizofrenia, assim como nos cérebros dos pacientes com alergia alimentar. Esse homem desenvolveu mais tarde alguns sinais e sintomas clássicos de doença celíaca, e por isso foi examinado. Depois de começar a dieta sem glúten, os sintomas da doença celíaca desapareceram, e também os de esquizofrenia. Além disso, e talvez ainda mais importante, o padrão de fluxo sanguíneo do cérebro ficou normal.

Esse caso, evidentemente, serve de apoio consistente ao trabalho pioneiro de Dohan nessa área, mas é muito mais do que isso. Esse caso único liga o fluxo sanguíneo comprometido ou constrição de vaso sanguíneo no contexto da esquizofrenia e da doença celíaca. Estabelece também o glúten como a causa da constrição ao demonstrar que ela se resolve com a dieta sem glúten e o paciente se recupera das duas enfermidades.

Esse achado tem implicações para uma série de doenças, desde derrames a convulsões, autismo, aneurismas e dores de cabeça graves. As enxaquecas apresentam-se em grande número nas pessoas com doença celíaca e sensibilidade ao glúten; os sintomas melhoram com a dieta sem glúten e a doença celíaca apresenta-se em grande número entre aqueles que sofrem cronicamente de dores de cabeça graves.

Tradicionalmente, a ergotamina é a medicação prescrita para o tratamento de enxaquecas. A ergotamina causa constrição dos vasos sanguíneos, reduzindo desse modo a dor causada pela expansão dos vasos cranianos de quem sofre de enxaqueca. Eliminar alimentos alergênicos, inclusive o glúten, também pode resultar na eliminação ou diminuição da dor de cabeça. Nossa posição é crer que não é por acaso que a ergotamina seja refinada de um fungo que cresce no centeio, rico em glúten, e em outros cereais.

De modo semelhante, o alucinógeno LSD também deriva de fungos que crescem em cereais com glúten. As alucinações experimentadas na intoxicação por ergotamina podem resultar de peptídeos similares tendo acesso ao cérebro. Alguns pacientes celíacos submetidos ao desafio do glúten também tiveram alucinações. Embora não haja evidências suficientes para afirmar uma ligação, há certamente indícios para levantar suspeitas sobre o glúten como o elemento comum e subjacente a esses distúrbios.

Em conjunto com as exorfinas derivadas do glúten, o impacto dos cereais sobre a esquizofrenia parece evidente e previsível. Como enfermidade bioquímica, a esquizofrenia serve como um lembrete excelente de que a doença psiquiátrica é exatamente isso – uma doença. E muitos casos envolvem exorfinas, peptídeos que causam a expansão e a contração dos vasos sanguíneos, mudanças no equilíbrio neurotransmissor e alucinações.

Epilepsia

Nossa teoria contra o glúten é especialmente forte nas áreas da epilepsia provocada por glúten e distúrbios de vasos sanguíneos no cérebro. Convulsões epiléticas fortes, particularmente associadas a depósitos de cálcio no cérebro; enxaquecas e/ou hiperatividade muitas vezes respondem muito bem à dieta sem glúten. As melhoras algumas vezes reduzem ou eliminam a necessidade de medicamentos anticonvulsivos, mesmo nos casos em que as convulsões tenham respondido fracamente a terapias medicamentosas.

Na maioria dos casos de epilepsia, as convulsões são aliviadas ou eliminadas com remédios, mas cerca de 20 a 30 por cento dos casos não respondem bem a medicamentos. Para algumas dessas pessoas vítimas de convulsão, o diagnóstico de doença celíaca pode ter alguns resultados muito positivos.

Relatos publicados sobre convulsões provocadas por alergia alimentar remontam a 1914. Embora houvesse alguns relatos da relação causal entre doença celíaca e epilepsia antes do final dos anos 1980, o assunto recebeu atenção crescente nos últimos quinze anos aproximadamente. A epilepsia associada à doença celíaca tem sido relatada em conexão com enxaquecas, hiperatividade, depósitos de cálcio no cérebro e casos de anormalidades nos vasos sanguíneos cerebrais. A doença celíaca é atualmente reconhecida como um fator causal em grande parte dos casos de epilepsia em que depósitos de cálcio foram encontrados em determinadas áreas do cérebro.

Por algum tempo, acreditou-se que essas ligações eram mais do que simples coincidência, mas a questão nunca era investigada. Finalmente, em 1998, em um estudo em que o índice prevalente de doença celíaca foi estabelecido em 1 entre 244 grávidas, a doença foi encontrada em 4 entre 177 pacientes epilépticos. Isso se traduz num índice de 1 em 44 pessoas com várias formas de epilepsia que também sofrem de doença celíaca. Fazendo uma estimativa de acordo com essa pesquisa, a doença celíaca aparece seis vezes mais entre pessoas com epilepsia. A ocorrência talvez seja maior entre os que sofrem de epilepsia associada a depósitos de cálcio no cérebro, embora essa questão ainda esteja à espera de mais pesquisas.

Talvez o elemento mais encorajador dessa conexão entre glúten e convulsões seja que algumas pessoas com epilepsia descobriram que as convulsões pararam depois do início da dieta. Outras relatam que as convulsões ficaram menos frequentes e mais fáceis de controlar com medicamentos. As evidências sugerem que muitas pessoas com epilepsia se beneficiariam com essa dieta, independentemente dos resultados dos exames para sensibilidade ao glúten. As convulsões imprevisíveis e os efeitos colaterais desagradáveis dos remédios causam um sofrimento maior do que mudar para uma dieta sem glúten.

Autismo

Outro distúrbio mental em que a dieta sem glúten e sem laticínios mostra avanços surpreendentes, às vezes até impressionantes, é o autismo. Os avanços são marcados por melhora no contato visual, menos hiperatividade, progresso na capacidade verbal e cognitiva, além de maior sociabilidade na grande maioria dos casos, mas a dieta não parece curar completamente o distúrbio.

> ### Sintomas de autismo revertidos com dieta sem glúten
>
> Meu filho passou a ter problemas intestinais quando era muito pequeno, logo após as vacinações. Ele alternava constipação intestinal com diarreia e passou a mostrar sinais de autismo. Também não era capaz de controlar os movimentos, um distúrbio chamado apraxia. Quase não falava, e o fonoaudiólogo precisava usar a linguagem de sinais para se comunicar com ele. Isso foi aos 4 anos de idade. Tinha poucas habilidades apropriadas para brincar. Ele podia passar até oito horas por dia apagando e acendendo as luzes.
>
> O psicólogo da escola disse que ele deveria frequentar uma classe especial de pré-escola. Observei a classe e vi crianças enroladas em si mesmas pelos cantos, elas se movimentavam pouco e aparentemente não tinham capacidade verbal. Os profissionais disseram que, com sorte, no ensino básico meu filho ficaria em uma classe especial para autistas, possivelmente integrada a uma ou duas áreas não acadêmicas. O futuro dele parecia muito sombrio.
>
> Fiz algumas pesquisas na internet e então o levei para fazer testes para a detecção de alergias alimentares. Ele apresentou anticorpos contra laticínios e glúten. Comecei o tratamento eliminando o glúten da alimentação quando ele ainda tinha entre 4 e 5 anos, e desde então ele não tem mais ingerido glúten, exceto acidentalmente. Os resultados foram surpreendentes. Ele deixou de ser totalmente introspectivo e passou a ser um garoto envolvido com o mundo ao redor. As nuvens tempestuosas se desfizeram.

> Agora, aos 9 anos, ele frequenta uma classe comum, na série correspondente à sua idade. Acabou de ganhar um concurso de soletração, faz parte de um time de beisebol e é um competitivo praticante da dança irlandesa.
>
> Considero-me muito feliz por ter podido acessar a internet e ler os trabalhos de Ron Hoggan, Ray Audette e outros.
>
> Mary H.

As crianças autistas apresentam fortes evidências de instalação tardia de alergias alimentares mediadas por IgG, como infecções recorrentes do ouvido médio, epilepsia (um terço dos autistas sofre de convulsões na adolescência), orelhas vermelhas, apetite incontrolável, vazamento intestinal, problemas digestivos acentuados, distúrbios de sono, hiperatividade, fluxo sanguíneo anormal em determinadas áreas do cérebro, e muitas outras condições associadas à sensibilidade ao glúten.

O autismo é outro exemplo de distúrbio encontrado frequentemente na doença celíaca não detectada, mas no qual a sensibilidade ao glúten desempenha um papel-chave. Por que, então, tantas crianças autistas melhoram com uma alimentação sem glúten e sem laticínios? Acreditamos que tenha a ver com a complexa interação entre as enzimas digestivas e a permeabilidade intestinal. A absorção de glúten e outros alimentos parcialmente digeridos, combinada com a permeabilidade anormal do intestino, é uma parte importante desse quadro incompleto.

O sucesso, altamente controverso, do uso da forma injetável de secretina sintética, um hormônio do aparelho digestivo, no tratamento de crianças autistas é outra perspectiva na qual se pode encontrar apoio para o papel de uma dieta sem glúten. As pesquisas mostram que os receptores de secretina são encontrados não apenas no trato intestinal, mas também nos tecidos cardíacos e cerebrais. Surpreendentemente, a secretina do cérebro parece influenciar a cognição, as emoções e o comportamento. A alimentação com glúten em pacientes celíacos não tratados é um inibidor eficaz da liberação de secretina, reduzindo 90 por cento dos seus níveis no sangue. Eliminar o glúten da dieta faz os níveis de secretina no sangue voltarem quase à normalidade. A maior parte das crianças autistas experimenta melhoras na cognição, no comportamento, nas emoções, na comunicação verbal e no contato visual.

Em outro estudo controverso, Andrew Wakefield e seu grupo de pesquisa demonstraram que há um aumento da permeabilidade intestinal, que pode resultar de vacinação anterior, em algumas crianças autistas. Essa permeabilidade intestinal indica um caminho de entrada na corrente sanguínea para opioides e outros peptídeos do glúten parcialmente digeridos e proteínas de laticínios.

Um estudo feito por K. L. Reichelt e seus colegas registrou quantidades anormais de polipeptídeos urinários em crianças autistas que melhoraram nitidamente, ao mesmo tempo em que houve uma melhora notável dos sintomas com a dieta sem glúten e sem laticínios.

Há algum tempo, a medição dos peptídeos urinários tem revelado que pacientes autistas, esquizofrênicos e com depressão excretam grandes quantidades de pepitídeos que podem funcionar como neurotransmissores. Esse aumento pode ser causado direta ou indiretamente por um vazamento de exorfinas na corrente sanguínea. Esse indício importante da causa de pelo menos alguns casos dessas doenças psiquiátricas pode indicar que esses peptídeos psicoativos são pequenos o suficiente para serem ignorados pelo sistema imunológico, mas funcionam como potentes neurotransmissores.

Relação autismo/glúten

Há outras evidências apoiando a relação entre glúten e autismo. Paul Shattock, bioquímico de plantas e professor na Universidade de Sunderland, na Inglaterra, começou a colher dados e a avaliar pesquisas quando seu filho foi diagnosticado como autista em 1974. Ele ouviu especulações de que o autismo poderia ser resultado da intoxicação por peptídeos, então começou a investigar a possibilidade de o glúten e os laticínios serem a origem do problema do filho. Da mesma forma, Kalle Reichelt, pesquisador do Instituto de Pesquisas Pediátricas, em Oslo, na Noruega, também ficou interessado no assunto. Em 1990, ambos descobriram a partir das próprias investigações que 90 por cento dos pacientes autistas em estudo tinham níveis anormalmente altos de peptídeos urinários. As evidências sugerem que esses peptídeos provêm de laticínios e cereais com glúten.

Essa pesquisa, juntamente com o trabalho anterior realizado por Dohan, estabeleceu uma relação entre o consumo de glúten e diversos tipos de doenças mentais, problemas comportamentais e deficiências de aprendizagem. Entretanto, o amplo reconhecimento dessas descobertas é lento.

Pais preocupados e outras pessoas podem querer agir mais rapidamente com base nessas informações, tendo em vista que a dieta apropriada é muito segura e nutritiva. Sem nenhum inconveniente a não ser implementar a dieta para obter uma excelente nutrição, não há nenhum lado negativo nessa terapia. Aqueles que atualmente lutam com esses distúrbios não devem ficar esperando que essas informações tenham aceitação universal para apenas depois começar a agir. Devem, sim, mudar a dieta já.

Esclerose múltipla e glúten

Moléstia degenerativa do sistema nervoso central, a esclerose múltipla (EM) é outra doença que tem registrado melhoras depois da adoção de uma dieta sem glúten. A EM é um problema caracterizado pelos danos resultantes do ataque do sistema imunológico à camada que envolve os nervos, chamada mielina, que serve para isolá-los. Esse isolamento permite a passagem rápida de impulsos pelos nervos. Sem a mielina, segue-se logo a disfunção neurológica de EM, resultando em sintomas como fadiga crônica, perda de equilíbrio, descoordenação motora, visão reduzida, crises de paralisia localizada, problemas de bexiga, espasmos musculares, fraqueza, entorpecimento, depressão e alterações no intelecto. O famoso dramaturgo inglês Roger MacDougall relatou sua espantosa recuperação de uma forma terrivelmente incapacitante de EM. Embora tenha conseguido uma remissão, e não a cura, sua melhora foi quase milagrosa.

Como ele conseguiu isso? Após ler e pesquisar, ele entendeu que seu problema era o resultado de um desequilíbrio químico e que sua melhor chance seria aderir à dieta que provavelmente moldou a evolução humana. Então, sabiamente, decidiu seguir uma dieta bem próxima da do homem pré-histórico caçador-coletor – e excluiu laticínios e glúten. MacDougall não só passou por uma recuperação surpreendente, mas foi adiante, escrevendo sobre sua experiência e os meios pelos quais alcançou melhoras em um panfleto publicado pela Regenics Inc., uma indústria de vitaminas com escritórios no Reino Unido e nos Estados Unidos.

Quatro anos depois de se autodiagnosticar como portador de esclerose múltipla, o bioquímico e doutor escocês Norman Matheson inspirou-se em MacDougall. Embora não tão debilitado quanto MacDougall, o dr. Matheson teve uma rápida recuperação graças à dieta sem glúten. Seu relato foi publicado na edição do *Lancet* de 5 de outubro de 1974.

Sintomas de EM causados por glúten

Alguns anos atrás me vi diante da suspeita médica de que estava desenvolvendo inúmeros sintomas de esclerose múltipla. Eu passava por tremendas anormalidades musculares, neurológicas, cognitivas e de locomoção.

Incentivada por uma amiga e com o apoio da família, achei meu caminho para uma dieta da Idade da Pedra. Experimentei-a com o espírito de que "não tinha nada a perder". Para minha surpresa, os sintomas começaram a diminuir já nas primeiras semanas.

Por tentativa e erro, descobri que os alimentos processados comprometeram seriamente minha saúde, e que os que contêm glúten causam as reações mais graves. Depois de poucas horas de tê-los consumido acidentalmente, por exemplo, os sintomas voltam. Tenho, então, um período mínimo de uma semana para me recuperar antes que os sintomas cedam.

A chave para a minha recuperação não era o que eu precisava acrescentar à minha alimentação, mas aquilo que eu devia excluir (todos os alimentos processados).

Patti V.

Embora em seus últimos anos Matheson tenha questionado a utilidade da dieta, sua atitude inteligente e alerta seria uma bênção para qualquer paciente idoso com esclerose múltipla que tivesse a felicidade de conviver tanto tempo com a doença apresentando melhoras.

Até agora, percebemos que as evidências somente apoiam a intervenção alimentar em alguns pacientes de EM. Também sabemos que outros fatores têm influência sobre a doença, como estresse oxidativo das deficiências de vitamina E, glutationa e CoQ_{10}, além do aumento da permeabilidade intestinal. Até onde sabemos, somente um grupo investigou a permeabilidade intestinal na EM, descobrindo que 25 por cento dos pacientes com EM investigados tinham aumento da permeabilidade intestinal, que permite que as proteínas do glúten vazem para a corrente sanguínea. Como mencionamos em capítulos anteriores, essas proteínas demonstraram ser prejudiciais a diversos tecidos corpóreos. Entretanto, é provável que proteínas parciais ou inteiras do glúten tenham vazado para a corrente sanguínea e tenham ativado um ataque impróprio do sistema imunológico sobre a mielina do paciente com EM.

Conclusão

Há muitos distúrbios mentais e nervosos que podem ser afetados pelo consumo de glúten. É preciso que se façam muitas pesquisas para esclarecer o papel que o glúten desempenha nessas enfermidades. Grande parte disso terá de esperar por no mínimo mais uma década, até que o conhecimento dos riscos à saúde esteja mais disseminado. Enquanto isso, os leitores deste livro que estejam enfrentando doenças mentais e nervosas causadas pelo glúten terão de encontrar seu próprio caminho através do labirinto de opiniões confusas que envolvem esses distúrbios. Esperamos que vocês se comuniquem com outras pessoas, partilhando a ideia de reconhecer a importância de uma dieta sem glúten.

10
Doenças intestinais e glúten

Muitas pessoas supõem erroneamente que a sensibilidade ao glúten seja uma doença do intestino, pois os sintomas e as evidências que a sugerem foram identificados primeiramente nessa região. Entretanto, a sensibilidade ao glúten e a doença celíaca normalmente atingem o corpo inteiro. Como a função do intestino é cumulativa, enquanto absorvemos os nutrientes do meio ambiente, sua tarefa é carregada de riscos, por isso certamente existe um componente intestinal para a doença. O intestino é o local onde, em pessoas suscetíveis, as diferentes proteínas do glúten entram na circulação, mas o impacto dessas proteínas pode se manifestar em qualquer órgão ou sistema do corpo.

Consideramos um erro fundamental limitar o entendimento da sensibilidade ao glúten ao rotulá-la como apenas uma doença intestinal. Há confusões consideráveis quanto a essa questão.

Levei quarenta anos para ser diagnosticada

Estou com 72 anos. Em algum momento da minha infância, desenvolvi uma constipação intestinal grave que dominou minha vida durante os últimos quarenta anos. Eu sofria de oclusões de intestino ocasionais, muitos gases malcheirosos, desconforto abdominal etc. Mudei de médico várias vezes e todos eles, inclusive meu gastrenterologista atual, me diagnosticaram com síndrome do intestino irritável (SII). Cheguei até a participar de um estudo com um medicamento específico que resultou na minha hospitalização por nove dias.

Cerca de dois anos antes, não importava o que ou quanto eu comesse, não conseguia mais manter o peso. Na ocasião, tive crises de diarreia ocasionais intercaladas com forte constipação e episódios esparsos de enjoo e vômito, mas sempre pensava que se tratava de uma intoxicação alimentar ou gastrenterite. Fiquei tão fraca que não saía de casa, e o médico me pediu uma série de exames – penso que ele estava procurando por câncer. Depois de dois meses de exames, o último recurso foram biópsias aleatórias do intestino delgado. Adivinhe o que encontraram: eu tinha vilosidades achatadas!

Depois de poucos dias seguindo uma dieta sem glúten, passei a me sentir bem, e desde então estou me sentindo assim. Embora a constipação não tenha melhorado completamente, a ingestão de metamucil duas vezes ao dia mantém meu ritmo intestinal e eu voltei a viajar e a ter uma vida normal. Nos últimos meses, minha filha, meu filho e meu irmão obtiveram resultados positivos nos exames de sangue. A biópsia do meu irmão de 70 anos foi positiva, mas seu gastrenterologista lhe disse que, como ele não tem sintomas, devido à idade avançada ele pode ignorá-la. Minha filha tinha problemas de estômago, foi diagnosticada por uma biópsia e agora vive saudável sem o glúten.

Renee C.

Síndrome do intestino irritável (SII)

Em primeiro lugar, vamos dar uma olhada na síndrome do intestino irritável, ou SII. Embora as pessoas diagnosticadas pareçam normais e saudáveis, elas sofrem cronicamente de cólicas ou dores abdominais, diarreia alternada com constipação e inchaço abdominal, além de muitos sintomas psicológicos. Essa é uma doença intestinal muito comum que atinge cerca de 22 por cento da população ocidental, o que por estimativa abrangeria cerca de 85 milhões de pessoas. O dr. Joseph Murray, da Clínica Mayo de Rochester, em Minnesota, nos Estados Unidos, apresentou dados demonstrando que cerca da metade das pessoas com doença celíaca não tratada encaixa-se nos critérios de diagnóstico da SII, conhecidos como "critérios de Roma". Isso significa que, na ausência de exames de sangue e/ou biópsia intestinal, podemos imaginar um número bem maior de pessoas com doença celíaca que recebem um diagnóstico de SII.

Esses achados se refletem em outro estudo. Um grupo de pesquisadores descobriu que 12 por cento do grupo de pacientes com SII estudado por eles tinha na verdade doença celíaca quando foram examinados especificamente para isso. Outro grupo relatou que 20 por cento dos seus pacientes de SII sofriam de doença celíaca. Pense nisso. Esses estudos indicam que, seja onde for, 10,2 a 17 milhões de pessoas provavelmente sofrem de doença celíaca não diagnosticada. Esses relatos indicam que existe uma minoria significante que poderia se beneficiar da dieta sem glúten.

A sensibilidade não celíaca ao glúten é muito mais comum que a doença celíaca. Portanto, muitos, talvez a maioria, dos pacientes com SII que não têm doença celíaca comprovada por biópsia podem ser sensíveis ao glúten, e também lhes faria muito bem uma dieta sem glúten. Como todas as deduções, nossa conclusão é uma probabilidade razoável até ser realmente examinada. Entretanto, as pistas e evidências são muito convincentes.

Embora possam partilhar sintomas, fazemos uma distinção clara entre a doença celíaca e a SII. Muitas vezes pouco entendida, a SII é fracamente definida e normalmente diagnosticada pela exclusão de outras doenças – e quase sempre responde pouco às terapias medicamentosas convencionais. Por outro lado, existe um protocolo claro e bem fundamentado para o diagnóstico e tratamento eficaz da doença celíaca.

Descobriu-se que a dieta sem glúten alivia muitas vezes alguns ou todos os sintomas de SII. Por exemplo, foi relatado que até 70 por cento de todos os pacientes com SII melhoraram ao excluí-lo da dieta, a maioria apenas com a eliminação do trigo; muitos outros sentiram benefícios também excluindo a aveia e o centeio. Podemos apenas resumir que não comer todos os cereais com glúten seria uma terapia valiosa para a maioria dos pacientes.

Porcentagens de 122 pacientes com SII intolerantes ao glúten e outros alimentos

Cereais	Frutas	Vegetais	Laticínios	Carne	Diversos
trigo 60%	cítricos 24%	cebola 22%	leite de vaca 44%	de boi 16%	café 33%
milho 44%	maçã 12%	batata 20%	queijo 39%	de porco 14%	ovos 26%
aveia 34%		repolho 19%	manteiga 25%	de frango 13%	chá 25%
centeio 30%		brotos 18%	iogurte 24%	de cordeiro 11%	chocolate 22%
cevada 24%		ervilha 17%			amendoim 22%
arroz 15%		cenoura 15%			

Hunter, J. O. et al. "Dietary studies". In *Topics in Gastroenterology 12,* ed. P. R. Gibson e D. P. Jewell. Oxford: Blackwell Scientific, 1985, pp. 305-13.

Por que o potencial valor terapêutico da dieta sem glúten seria ignorado? (Você pode estar se perguntando diante de tantas evidências.) A resposta é simples: a doença celíaca é definida por biópsia comprovativa do dano ao revestimento. Esse dano não é encontrado em cerca de 80 por cento das pessoas com SII, assim a dieta sem glúten ainda não é considerada como terapia apropriada para a maioria dos casos de SII. A maior parte dos 85 milhões de pessoas que sofrem de SII está condenada a uma vida de desconforto devido à definição estreita e ultrapassada da sensibilidade ao glúten. Recomendamos o rastreamento de anticorpos antigliadina IgG e IgA e EMA ou tTG em todos os pacientes com SII. Resultados positivos devem levar à prescrição de dieta sem glúten.

Infecções intestinais, alergia alimentar e sensibilidade ao glúten

As infecções intestinais constituem outra série de enfermidades para as quais recomendamos exames de anticorpos e um teste de dieta sem glúten. A sensibilidade ao glúten é muitas vezes um fator que contribui para a diarreia crônica, mesmo que a infecção seja a causa fundamental do problema. Também cabe considerar o exame de anticorpos, porque os que têm doença celíaca não diagnosticada também estão sujeitos a um risco maior de contrair doenças infecciosas.

Para pacientes com diarreia crônica que respondem pouco às terapias convencionais, faz sentido pensar nos exames rastreadores de doença celíaca ELISA IgG para alergia alimentar tardia, IgG e IgA antigliadina, e EMA ou tTG.

Doença de Crohn

A doença de Crohn é diferente da doença celíaca, embora as duas enfermidades compartilhem alguns sintomas e características. A primeira é uma inflamação da parede do intestino grosso e pode ter impacto em qualquer parte do trato gastrintestinal, da boca ao ânus. As lesões inflamatórias na doença celíaca, por outro lado, ficam restritas à fina mucosa que reveste o trato digestivo e normalmente não penetra todas as camadas da parede intestinal. Na doença de Crohn, entretanto, os pacientes desenvolvem aberturas na parede do intestino, chamadas fístulas, que permitem que o conteúdo do intestino pegue atalhos entre diferentes partes do intestino delgado. Isso faz com que partes do intestino tenham pouca ou nenhuma movimentação. Não é preciso muita imaginação para avaliar como essas áreas isoladas por fístulas são dolorosas e sujeitas a infecções.

A lesão na parede intestinal provocada pelo glúten é a característica básica e definidora da doença celíaca, mas ela normalmente não penetra todas as camadas. Essa distinção fica menos clara se voltarmos a atenção para os detalhes, mas o princípio geral diferencia as duas doenças. Isso significa que os pacientes com doença de Crohn não se beneficiariam com a dieta sem glúten? As evidências sugerem o contrário.

Os pacientes de Crohn têm níveis elevados de anticorpos contra as proteínas gliadina, o que indica vazamento intestinal, uma reação imunológica, e sensibilidade ao glúten. Por uma falha, ao não reconhecer a sensibilidade não celíaca ao glúten, a sabedoria médica convencional ignora exames de sangue positivos e a contribuição do glúten para a dor sofrida por essas pessoas. Os pacientes com Crohn podem ouvir conselhos sugerindo que evitem alimentos que os levem a se sentir mal, mas isso é muito diferente de incentivá-los a seguir uma rígida dieta sem glúten por muitos meses ou por toda a vida. A doença celíaca silenciosa e a reação tardia a alimentos alergênicos podem fazer com que a maioria das pessoas permaneça ignorante em relação aos alimentos problemáticos. Muitos pacientes de Crohn podem não saber que têm níveis muito elevados de anticorpos antigliadina e, portanto, que deveriam evitar o glúten.

Por ser difícil o autodiagnóstico de sensibilidades alimentares, os exames IgG e IgA, para detectar anticorpos antigliadina, e o IgG, para detectar sensibilidades alimentares tardias, são provavelmente a melhor abordagem para determinar quais alimentos devem ser eliminados da dieta do paciente com doença de Crohn. A alternativa é recomendar que o paciente mantenha um diário de sintomas e de alimentação no dia a dia. Embora muito menos precisa do que o exame de sangue, essa providência tem se mostrado útil para algumas pessoas. Mas o exame para detectar a presença de anticorpos para certos alimentos ou componentes de alimentos é de longe a alternativa preferível nessa situação.

Enterite, alergia alimentar e sensibilidade ao glúten

Já apresentamos os benefícios de uma dieta sem glúten e sem laticínios para quem tem inflamação no intestino delgado, a chamada enterite, resultante de tratamentos de câncer. Suspeitamos que benefícios semelhantes possam ocorrer para quem sofre de enterite bacteriana ou viral.

Independentemente da causa da doença intestinal, recomendamos uma dieta sem glúten e sem laticínios além das outras terapias de restauração.

Gânglios linfáticos inchados e glúten

No exame físico, alguns pacientes celíacos aparentam ter desenvolvido uma massa maligna no intestino delgado. Uma investigação mais precisa pode revelar que o problema são linfonodos inchados. O inchaço cede com a dieta sem glúten.

Colite microscópica e ulcerativa

Há uma considerável superposição genética entre a doença celíaca e a inflamação do cólon, chamada colite, e os pacientes frequentemente refletem essa associação em seus sintomas. Se você sofre de colite e não está melhorando, pode estar lidando também com a complicação da doença celíaca. Os celíacos estão do mesmo modo sob risco de desenvolver colite microscópica.

Além dos sintomas, os pacientes com colite apresentam muitas vezes níveis elevados de anticorpos antigliadina IgG e/ou IgA. Isso sugere fortemente que o glúten seja o fator que contribui para os sinais e sintomas da colite.

Assumir uma posição sobre as doenças intestinais

Dadas as evidências, defendemos que o tratamento de qualquer problema médico ligado ao vazamento ou à má absorção intestinal precisa automaticamente de exames para alergia alimentar/sensibilidade ao glúten, possivelmente levando à recomendação de uma dieta sem glúten e/ou alimentos alergênicos. Além das doenças intestinais, distúrbios associados com vazamento ou achatamento intestinal incluem diversas doenças do fígado e do pâncreas, além de diversos problemas alimentares. Evidentemente, fazemos recomendações para doenças autoimunes, juntamente com uma série de outros distúrbios crônicos em que as evidências laboratoriais apontam diretamente o glúten como um dos fatores do processo da doença.

Não entenda mal. Está longe de ser esclarecido se o glúten realmente causa a doença subjacente, mas é bem evidente que excluí-lo da alimentação aparentemente proporciona algum grau de alívio em muitos sintomas intestinais. Assim, alguns pacientes podem ser capazes de interromper o ciclo ascendente de aumento da permeabilidade e vazamento intestinal do glúten na corrente sanguínea, o aumento da produção de anticorpos e a lesão tecidual, o aumento da permeabilidade intestinal e a necessidade crescente de buscar prescrições médicas para os sintomas.

Todos os sintomas anteriores são também comuns na doença celíaca. A questão é simples: não somos geneticamente bem equipados para consumir esses cereais.

Sintomas intestinais que podem ser aliviados com uma dieta sem glúten

1. dor abdominal
2. diarreia crônica de causa desconhecida
3. esteatorreia (gordura excessiva nas fezes)
4. úlceras aftosas recorrentes (aftas múltiplas e dolorosas)
5. enjoo e vômito
6. inchaço e distensão abdominal
7. flatulência
8. hemorragia gastrintestinal (frequentemente com raios X negativos)
9. estomatite angular
10. glossite, macroglossia (língua aumentada, inflamada)
11. úlceras gástricas e intestinais (em pacientes que não respondem à terapia antibiótica convencional para a *Helicobacter pylori*)

12. permeabilidade anormal do intestino (vazamento intestinal)
13. insuficiência pancreática
14. inibição de hormônios intestinais (secretina e colecistoquinina, por exemplo)
15. dispepsia, refluxo esofágico (5 por cento desses pacientes têm perda de revestimento do intestino delgado provocada pelo glúten = atrofia vilosa duodenal)

11

Daqui, para onde vamos? Pesquisas, teorias e tratamentos

Muitas das teorias relacionadas à sensibilidade ao glúten e à doença celíaca estão ainda na infância, ou, na melhor das hipóteses, no início da adolescência. Isso se deve em grande parte à crença popular, perpetuada com a melhor das intenções pelos fabricantes de cereais, nutricionistas e pela pirâmide alimentar do Departamento de Agricultura dos Estados Unidos, de que os cereais com glúten são muito saudáveis. Se é verdade que o avanço lento nas pesquisas sobre o glúten é resultado da escassez de investimentos, é duplamente verdadeiro que muitos profissionais de saúde não estão dedicando nenhum tempo para se manter atualizados com as inúmeras pesquisas publicadas nessa área.

Apesar da inevitável resistência a novas ideias, as pesquisas em torno dos riscos à saúde apresentados pelos cereais com glúten estão se tornando uma força dominante. E essa boa notícia só pode levar a descobertas promissoras, que melhorarão o cuidado com o paciente, assim como indicarão os rumos para pesquisas futuras.

Por outro lado, como em qualquer área de inovação, há também crenças equivocadas que persistem ou até mesmo ganham apoio. A noção de que a "doença celíaca é rara" é um exemplo clássico dessa situação. Ideias equivocadas podem prejudicar os cuidados com o paciente e aumentar seu sofrimento.

Apesar de tudo, o estado atual das pesquisas é surpreendentemente positivo, e favorecendo a recuperação rápida do paciente e a melhora nos cuidados. Na verdade, estes são bons tempos.

A doença celíaca, como subgrupo da sensibilidade ao glúten, tem recebido atenção da maior parte das pesquisas. Como há muito mais informações sobre doença celíaca do que sobre outras expressões da sensibilidade ao glúten, é ela que proporciona a melhor janela para se examinar a maioria dos problemas de sensibilidade ao glúten e, portanto, é o melhor ponto para se começar a discutir essas variações.

O progresso não é simples nem fácil

Pelo menos teoricamente, a expansão do conhecimento humano em um determinado campo parece ser uma progressão linear passando de um avanço para o seguinte, sempre aumentando e melhorando nosso entendimento. Entretanto, se olharmos de perto, veremos que o progresso do conhecimento nunca foi simples e fácil. Os avanços nas pesquisas sobre a sensibilidade ao glúten sempre foram marcados por atrasos intermináveis, e erros inocentes empilharam-se no topo de persistentes equívocos.

Não adianta esperar o mesmo progresso evidente e confiável na pesquisa sobre glúten que acompanha campos mais desenvolvidos, como o da cirurgia e da traumatologia, caso contrário ficaremos desapontados.

Ainda assim, novos avanços e possibilidades estão acontecendo neste momento. Vamos examiná-los mais de perto.

O futuro da pesquisa sobre o glúten

Muitas áreas da pesquisa sobre glúten são promissoras. Durante as quatro últimas décadas, mais ou menos, a crença generalizada era de que somente as gliadinas na proteína do glúten, os peptídeos que causam atrofia vilosa, seriam prejudiciais. Portanto, os outros peptídeos que compõem o glúten, como as gluteninas, embora interessantes, seriam basicamente inofensivos. A pesquisa atual está começando a refutar essa noção.

Glutenina

Van de Wal e seus colegas identificaram um peptídeo glutamina que ativa as células imunológicas linfócitos T no intestino delgado de um modo muito semelhante ao da gliadina, sugerindo que a glutenina também possa estar envolvida no processo da doença. Além disso, a glutenina parece ter reação cruzada com a elastina, o componente principal dos tecidos elásticos, sugerindo que ela possa desempenhar um papel nas doenças autoimunes da pele. Outros estudos indicam que os peptídeos glutamina são tóxicos para a pele. Temos até mesmo notícias piores para pessoas sensíveis ao glúten que se refugiam no arroz durante a dieta: o fato de os anticorpos antiglutenina aparentemente apresentarem reação cruzada com o arroz, podem indicar que o arroz não deve ser consumido por pessoas sensíveis à glutenina.

Evidentemente, a gliadina não é o único componente tóxico do glúten, e os exames de sangue que identificam exclusivamente os anticorpos sensibilizados pela gliadina parecem ser impróprios para identificar todas as pessoas sensíveis ao glúten. Laboratórios inovadores estão desenvolvendo atualmente um novo imunoensaio antiglutenina IgG e IgA para complementar o exame antigliadina. Gostaríamos de incentivar as pesquisas sobre sensibilidade a outros peptídeos do glúten, como a globulina e a albumina.

Outra abordagem envolveria expor sangue coletado de celíacos tratados ao glúten semelhantemente purificado. A ausência de uma reação imunológica certamente apoiaria a noção de que somente peptídeos identificados são prejudiciais. Somos céticos a esse respeito. Suspeitamos que ainda há muito a aprender nessa área, e que existem muitas proteínas prejudiciais a serem encontradas nos cereais com glúten. Só as pesquisas futuras nos darão respostas.

Questões que poderiam dar forma a novos projetos de pesquisa

Quando um paciente celíaco está sob uma alimentação sem glúten, o desafio muitas vezes envolve um período bem longo, talvez anos, antes que a biópsia intestinal revele o dano esperado causado pelo glúten. Evidentemente, a biópsia intestinal não é um procedimento altamente sensível, que detecte pequenas quantidades de glúten na alimentação. Ainda assim, é o exame que normalmente serve como base para o argumento usado para justificar a prática infeliz de recomendar o consumo de cereais aromatizados com malte no café da manhã, e a atitude negligente em relação a pequenas quantidades de glúten na dieta. Os resultados negativos para anticorpos antiendomísio também são usados para justificar a recomendação alimentar para pacientes celíacos. Como dissemos antes, esses testes são menos sensíveis nos casos em que os danos ao intestino são menos graves. O emprego desses exames para apoiar essas recomendações é ilógico.

Tais recomendações podem levar a equipe hospitalar a servir esses alimentos a pacientes celíacos na crença de que são inofensivos. Nutricionistas e gastrenterologistas usam o mesmo argumento falho para recomendá-los a pacientes celíacos. Suspeitamos que essas recomendações partam da perspectiva de que a dieta sem glúten é desagradável e a abordagem mais liberal seja considerada mais humana.

PROBLEMAS COM OS ATUAIS MÉTODOS DE PESQUISA

Também precisamos desenvolver alguns métodos novos para conduzir pesquisas.

Efeito placebo

Como às vezes a mente pode pregar peças, os pesquisadores tiveram de desenvolver formas para dizer se um medicamento ou terapia em particular levava as pessoas a melhorar da doença que estava sendo estudada ou se as pessoas estavam relatando mudanças motivadas pelo impacto psicológico do programa de pesquisa.

Duplo-cego com cruzamento

O método de pesquisa que teve maior aceitação é chamado de estudo duplo-cego com cruzamento. Essa abordagem não permite nem aos pacientes nem aos administradores dos remédios saberem quais pessoas estão recebendo placebo e quais estão tomando o medicamento ativo. Se a pesquisa exigir que os pacientes sejam observados ou examinados, aqueles que realizarem a supervisão ou os exames também devem desconhecer de qual grupo fazem parte as pessoas que estão sob sua responsabilidade e qual o tratamento que receberam. Por isso, diz-se que os pesquisadores e os pacientes são "cegos".

A parte do cruzamento do método exige que os pacientes tenham alguma exposição tanto ao placebo como ao medicamento. Em uma parte do experimento, um dado paciente recebe o placebo e, em outro segmento, o mesmo paciente receberá o medicamento. Muitas vezes há um período de eliminação, em que nem o placebo nem o remédio são tomados. Isso é feito para garantir que o medicamento tenha sido eliminado do organismo do paciente. As reações durante cada período são registradas e, depois, tabuladas. O efeito placebo, em que os pacientes relatam mudanças antecipadas, pode ser feito juntamente com indicações precisas da eficácia do medicamento.

A necessidade de novos métodos para intervenções alimentares

Abordagens como o ensaio duplo-cego com cruzamento não são muito adequadas para investigar intervenções alimentares. Isso é verdade por diversas razões. É difícil mascarar o gosto e a textura dos alimentos bem como a presença ou a ausência de glúten. Dohan e seus colegas resolveram isso colocando todos os participantes em uma ala psiquiátrica isolada, alimentados com uma dieta sem glúten e sem laticínios. Os dois grupos também recebiam uma bebida diariamente:

uma continha glúten, a outra não. Infelizmente, isso exigia que muitos funcionários do hospital soubessem qual das bebidas continha glúten, desse modo o método não era duplo-cego.

Além disso, a maioria das pesquisas de intervenção alimentar não pode ser praticada com seus participantes enclausurados numa instalação isolada.

Há alguns relatos de pesquisa em que houve o confinamento em ala isolada, mas essa característica era prejudicada pela prática de permitir que os visitantes levassem comida aos pacientes durante o experimento. Esse trabalho evidencia algumas das dificuldades com pesquisas alimentares.

Como a percepção generalizada de que alimentos derivados do glúten e laticínios são inofensivos, é também difícil controlar a contaminação externa por membros da equipe. Sem apoio adequado, a generosidade da equipe e dos visitantes ameaça a integridade da pesquisa alimentar, mesmo em uma ala isolada. A ajuda dessas pessoas pode comprometer a técnica, se nos prendermos ao método desenvolvido para intervenções que testam medicamentos.

Outro problema com a abordagem duplo-cego com cruzamento é que o impacto das substâncias alimentares é muitas vezes retardado, o que pode resultar em melhoras tardias, que aparecem durante a fase placebo e deixam de surgir durante a intervenção. Resultados confusos como esses prejudicam a pesquisa alimentar, o que é previsível ao se usar métodos concebidos e bem adequados para pesquisas farmacêuticas. Precisamos de métodos experimentais apropriados para intervenções alimentares.

Afastar os sintomas ou tratar das causas

Outro fator nessa confusão é que os avanços nas pesquisas de medicamentos continuam a fornecer instrumentos químicos cada vez mais sofisticados para mascarar sintomas e manipular a química corporal em vez de buscar as causas subjacentes dos sintomas. Gastos consideráveis de talento, tempo e dinheiro para afastar os sintomas reduzem a disponibilidade de recursos para a pesquisa de causas subjacentes.

Novas perspectivas e mudanças de paradigmas

Muitas perspectivas encorajadoras e áreas estimulantes de pesquisa têm sido estudadas por pesquisadores proeminentes. Conforme as novas perspectivas vão sendo estudadas, novos modos de pensar e entender a doença celíaca e a sensibilidade ao glúten serão desenvolvidos.

Glúten e vírus

Um dos caminhos das pesquisas é orientado pela noção de que a doença celíaca não apenas precisa da predisposição genética, mas também necessita da exposição a determinados vírus antes de se desenvolver. Anticorpos contra o adenovírus 12, por exemplo, são encontrados muito mais comumente entre pacientes celíacos. Doenças provocadas pelo glúten, como o diabetes insulinodependente, podem também ser um caso em questão, quando agentes infecciosos dão início ao processo da doença ao causarem vazamento intestinal e, dessa forma, a contaminação da corrente sanguínea com proteínas e peptídeos alimentares.

Glúten e germes

A teoria do germe, apresentada pela primeira vez há mais de 150 anos, sugeria que a doença era causada por partículas invisíveis, que atualmente chamamos de micróbios. Essa teoria, unida a avanços nas intervenções cirúrgicas, orientou a maior parte das pesquisas médicas durante o século passado. Esses avanços, juntamente com a melhora da higienização, uma reserva mais abundante de alimentos e uma infraestrutura que permite o tratamento rápido de lesões traumáticas, combinaram-se para estender a longevidade. Há conquistas admiráveis. Entretanto, o paradigma criado por essas teorias e avanços também retardou e confundiu as pesquisas relacionadas a câncer, osteoporose, autoimunidade, alguns tipos de doença mental, doença celíaca, e muitos tipos de doenças intestinais.

Em outras palavras, o modo atual de pensar não somente é moldado pela teoria do germe, mas também parece inconsistente com muitos dos imperativos das doenças alimentares, como a sensibilidade ao glúten e a doença celíaca. Por exemplo, apesar de pesquisas convincentes dizendo o contrário, os cereais integrais ainda são apregoados como saudáveis por muitos médicos, nutricionistas formados e lojas de produtos naturais. Isso, é claro, está mudando, porém muito devagar. A verdade lamentável é que, em um momento em que literalmente milhares de estudos publicados estão indicando o valor medicinal dos alimentos, instruções inadequadas estão sendo oferecidas por médicos e nutricionistas. Os dois grupos se deixam levar por perspectivas ultrapassadas, preconceitos alopáticos, pronunciamentos de órgãos de saúde pública e publicações de departamentos de agricultura, especialmente a nefasta pirâmide alimentar.

Reversão e prevenção de doença autoimune com a dieta sem glúten?

Estudos envolvendo animais em laboratório geneticamente propensos ao diabetes melito insulinodependente (DMID), ao comer alimentos diabetogênicos como os cereais com glúten, mostraram que, antes da expressão clínica de DMID, houve uma inflamação das células de insulina e elevação dos níveis de anticorpos IgG ou IgA antiglúten no sangue, indicando uma lenta mas inexorável progressão em direção à doença clínica. Com a eliminação dos cereais com glúten que estavam provocando a reação imunológica, a progressão para o DMID clínico diminuiu. Isso indica que, com a detecção precoce e a mudança de alimentação, o DMID pode ser prevenido e, talvez, evitado indefinidamente. Estudos envolvendo irmãos de crianças diagnosticadas com diabetes estão atualmente em curso para testar essa hipótese excepcionalmente perturbadora.

De forma semelhante, um estudo recente com pacientes com doença celíaca e doença autoimune da tireoide indicou que a detecção precoce da sensibilidade ao glúten e a eliminação deste faz os anticorpos antigliadina e também os autoanticorpos específicos da tireoide desaparecerem. Isso não só pode ajudar a reverter a doença autoimune da tireoide, como prevenir o desenvolvimento de outras doenças autoimunes associadas ao glúten.

Glutamina para atrofia vilosa e vazamento intestinal

A L-glutamina, o mais abundante aminoácido presente no sangue, no cérebro e no músculo esquelético, é um aminoácido essencial, insípido e não tóxico que está surgindo como promessa para o tratamento de doença celíaca. As pesquisas demonstram que a glutamina é o combustível básico para o revestimento do intestino delgado e para o sistema imunológico.

Quando administrada em doses terapêuticas (de 9 a 20 gramas ao longo do dia), também libera hormônio do crescimento e aumenta a produção da potente e desintoxicante enzima chamada glutationa peroxidase. A glutamina também parece proteger o revestimento intestinal da ação destrutiva do álcool, dos AINEs e da aspirina. Existem relatos de que a glutamina é atualmente a medicação mais popular contra a úlcera na Ásia, porque cura e ajuda a prevenir a úlcera péptica. Em um estudo recente no Japão, 92 por cento dos pacientes com úlcera que receberam 1,6 miligrama de glutamina por dia apresentaram cura total de úlceras duodenais e pépticas em quatro semanas. Ela também está sendo administrada intravenosamente em pacientes que passam por cirurgias abdominais de grande porte e de medula óssea, terapia de queimaduras de terceiro grau e quimioterapia ou radioterapia para tratamento de câncer.

Do nosso ponto de vista, o benefício mais promissor da glutamina é que ela, quando obtida através da alimentação, pode prevenir e reverter a atrofia vilosa, o vazamento intestinal e a má absorção de nutrientes, tão comuns na doença celíaca e na doença de Crohn.

Poderíamos conjecturar que o valor básico da glutamina não é substituir uma dieta sem glúten, mas sim acelerar a cura nos estágios iniciais da retirada do glúten e para diminuir a inflamação intestinal quando o glúten é inadvertida ou propositadamente reintroduzido na alimentação.

Há muitas questões nebulosas, que ainda estão engatinhando, no campo das reações imunológicas às proteínas dos cereais. Cada questão merece uma pesquisa apropriada, que se traduzirá em benefícios para a saúde de muitas pessoas.

Rastreamento na população

Outra perspectiva nova – a começar pelo reconhecimento generalizado de que a doença celíaca é uma enfermidade comum, mas erroneamente subestimada – tem levado à recomendação de que seja feito o rastreamento para doença celíaca em todas as crianças com 6 anos de idade, independentemente de apresentarem sintomas, em todas as escolas públicas da Itália.

O país está na vanguarda da pesquisa na área de rastreamento da população. Os pesquisadores italianos agora estão conduzindo exames de sangue AGA em todos os alunos do ensino básico nas escolas públicas. Aqueles que apresentam anticorpos antigliadina IgG e/ou IgA são então examinados para a presença de anticorpos antiendomísio. Com a permissão dos pais, se o EMA for positivo, é feita uma endoscopia para procurar a lesão intestinal característica da doença celíaca.

O primeiro estágio dessa pesquisa revelou que a doença celíaca não era rara, mesmo num país relativamente perto do Crescente Fértil, ou seja, onde o glúten está presente em grande parte dos pratos tradicionais. Os índices surpreendentes encontrados na Itália foram o primeiro passo para o reconhecimento de que populações mais distantes do Crescente Fértil demonstrariam índices mais altos da doença celíaca.

Recomendamos insistentemente que o mesmo programa de rastreamento seja feito em outros países, mas com uma advertência: os pesquisadores italianos estão atualmente concentrados na busca, diagnóstico e tratamento apenas da doença celíaca. Embora tenhamos grande admiração pelo trabalho instigante que estão fazendo, recomendaríamos, com todo o respeito, uma dieta sem glúten para todas as crianças que têm sensibilidade não celíaca ao glúten.

Esse rastreamento da população e as recomendações talvez resultem na melhora da saúde e da longevidade de todas as pessoas sensíveis ao glúten que forem identificadas e seguirem o tratamento adequado.

Aguardamos ansiosos pelo dia em que os exames para sensibilidade ao glúten passem a ser rotineiros. Esse dia chegará quando você for capaz de determinar sua condição em relação ao glúten e a alergias alimentares na privacidade da sua casa, com uma simples e autoadministrada picada no dedo. Com uma ou duas gotas de sangue da ponta do dedo, depois de trinta minutos você teria uma informação precisa sobre o glúten, a gliadina, a glutenina, o trigo e a aveia, juntamente com os alimentos alergênicos mais comuns, como leite, soja, levedura e ovos.

A empresa York Nutritional Laboratories, sediada na Inglaterra, pesquisou e desenvolveu uma tecnologia inovadora, já comercializada em alguns países.

Rastreamento de outras alergias alimentares

Muitas vezes um paciente celíaco, embora melhor devido à dieta sem glúten, ainda vai sentir sintomas crônicos e mal-estar. Uma pesquisa médica recente sugere que alergias alimentares tardias coexistem com a doença celíaca. Quando esses alérgenos são eliminados da alimentação, os sintomas residuais desaparecem.

Entretanto, atualmente é rara a procura por essas alergias alimentares. Mais uma vez isso reflete uma perspectiva que está vagarosamente se rendendo ao número crescente de evidências que apoiam o exame para alergias alimentares e os benefícios para a saúde gerados por ele.

Mas há um longo caminho a ser percorrido. As terapias de dessensibilização ainda são indicadas, os esteroides ainda são considerados uma alternativa razoável para a dieta sem glúten e a dapsona continua a ser oferecida como alternativa para uma vida sem glúten. Esses pontos de vista, embora em declínio, têm algumas implicações perigosas e fatais.

Entendendo os benefícios da dieta sem glúten

O que se ouve sempre é que a dieta sem glúten é desagradável, mas com certeza isso é dito por quem realmente nunca a seguiu. Na verdade, nossa própria experiência vem sendo em sentido contrário. Achamos a dieta sem glúten não apenas saudável como também agradável e substancial. A falsa suposição de que excluir o glúten equivale à privação e ao sofrimento é tola e limitada. Pode também refletir o impacto viciante que esse alimento tem. É imperativo obter mais informações antes de julgar, pois há uma grande variedade de alternativas sem glúten saborosas, e conhecer uma nova especialidade médica chamada viciologia.

A evolução de novos exames de rastreamento e diagnóstico deve resultar em índices melhores de diagnósticos e no aperfeiçoamento dos tratamentos. Muitos se beneficiarão com esses avanços.

Alternativas em expansão

Felizmente, os avanços nas pesquisas também ocorrem na área da produção agrícola e alimentar. O consumo do glúten é universal, assim, trabalhos pioneiros voltam-se para desenvolver geneticamente uma cepa de trigo que não tenha as proteínas do glúten identificadas como prejudiciais aos celíacos. (Vacas geneticamente modificadas para produzir leite sem caseína também são objeto de pesquisa.) Somente o tempo, o esforço e o investimento vão dizer se os amantes de massas e de trigo vão aprovar os novos híbridos.

Alguns cereais, como o arroz, o amaranto e a quinoa, são relativamente hipoalergênicos, assim agricultores de ponta, antecipando a tendência, estão lentamente substituindo sua produção pelo plantio de cereais sem glúten. Como sempre, consumidores saudáveis e endinheirados vão persuadir os agricultores, os fabricantes de cereais e os órgãos públicos de agricultura a acelerarem essa tendência encorajadora. Antecipamos também que o avanço das pesquisas sobre o glúten incentivará agricultores e fabricantes a produzirem e desenvolverem mais alternativas, e esperamos que muitas dessas mudanças resultem no cultivo e na comercialização de alimentos mais adequados à nossa herança genética.

Apêndice A

Sinais e sintomas comuns da doença celíaca

Aberrações cromossômicas
Alopecia
Anemias, especialmente ferropriva e de ácido fólico
Anorexia
Artrite autoimune
Ataxia branda
Ataxia cerebelar
Atrofia cerebral e cerebelar
Autismo
Baixa estatura
Calcificações cerebrais
Cálculos na vesícula
Cálculos renais
Câncer de intestino
Colite
Constipação intestinal
Convulsões febris
Crise convulsiva única generalizada
Defeitos no esmalte dentário
Deficiência de IgA
Deficiência de vitamina A
Deficiência de vitamina D
Deficiência de vitamina K
Deficiência de zinco
Depressão
Dermatose por IgA linear
Desenvolvimento motor retardado
Diabetes melito insulinodependente
Disfunção da vesícula
Distúrbios neurológicos
Doença autoimune da tireoide
Doença crônica do fígado
Doença pulmonar obstrutiva
Doenças autoimunes dos tecidos conectivos
Esquizofrenia
Fadiga crônica

Fraturas espontâneas por baixo impacto
Hemorragia pulmonar
Hipocalcemia
Hipomagnesemia
Hipotonia muscular
Infertilidade por nefropatia por IgA
Insuficiência pancreática
Lesões na substância branca do cérebro
Lúpus eritematoso sistêmico
Menopausa precoce
Monoartrite
Obesidade
Osteomalacia
Osteoporose
Pica
Puberdade tardia
Púrpura trombocitopênica idiopática
Raquitismo
Sacroileíte
Síndrome de Down

Apêndice B

Fontes ocultas de glúten

Fontes seguras e ingredientes de farinhas

Atenção: Sempre verifique duas vezes o risco de contaminação.

Alcachofra
Alfafa
Alfarroba em pó
Algas
Amaranto
Amêndoa
Amido de milho
Araruta
Arroz
Arroz-selvagem
Batata
Castanhas
Celulose
Ervas
Ervilha
Especiarias
Farinha de arroz
Farinha de castanha portuguesa
Farinha de ervilha
Farinha de milho
Farinha de sorgo
Fécula de batata
Fécula de inhame
Fécula de mandioca
Feijão-azuqui
Feijão-mungo
Feijão-rajado
Flocos de arroz
Frutas
Fubá
Gelatina
Gergelim
Goma de celulose
Goma de guar
Goma xantana
Goma-arábica
Grão-de-bico
Lentilha
Linhaça
Maltodextrina
Mandioca
Metilcelulose
Milheto
Milho
Milho-doce
Óleo de canola
Psílio
Quinoa
Sementes de girassol
Soja

Sorgo Tapioca Xarope de milho
Soro de leite Trigo-sarraceno

Fontes não seguras de farinhas – podem conter glúten

Amido comestível
Amido de trigo
Aveia
Banha
Brotos de trigo ou de cevada
Caldos em cubo
Centeio
Cerveja
Cevada
Cevada perolada
Cuscuz marroquino
Dextrina
Erva de cevada
Erva de trigo
Espelta
Espelta pequena
Farelo
Farinha de celeiro
Farinha de Graham
Farinha de Matzá
Farinha de rosca
Farinha de trigo branca
Farinha de trigo fortificada
Farinha de trigo integral
Fermento
Gelificantes
Germe de Graham
Grumos
Levedura de cerveja
Liga de cereais
Macarrão soba
Malte
Malte de arroz
Malte de cevada
Missô
Molho de soja (shoyu)
Molho teriyaki
Mostarda em pó
Óleo de germe de trigo
Palha de aveia
Petiscos de trigo
Queijos azuis
Seitan (carne vegetal)
Semolina
Trigo comum
Trigo einkorn
Trigo em grão
Trigo kamut
Trigo para quibe
Triguilho
Triticale

Siglas que podem significar glúten "oculto"

Fu – glúten de trigo seco
GMS – glutamato monossódico
PPH – proteína de planta hidrolisada
PPT – proteína de planta texturizada
PVH – proteína vegetal hidrolisada
PVT – proteína vegetal texturizada

Apêndice C

Doenças autoimunes frequentemente encontradas na doença celíaca

Aftas
Alopecia areata
Artrite
Atresias
Cirrose biliar primária
Colite microscópica
Diabetes melito
Doença autoimune da tireoide
Doença de Crohn
Esclerose múltipla

Fribromialgia
Hipoparatireoidismo
Lúpus eritematoso sistêmico
Nefropatia (doença renal)
Neuralgia do trigêmeo
Neurite óptica
Púrpura trombocitopênica idiopática
Sarcoidose
Vasculite

Apêndice D

Lista de problemas de saúde associados ao glúten

1. Abortamentos
2. Abortos recorrentes (15 por cento das concepções em pacientes com doença celíaca acabam em abortamento *vs.* 6 por cento do grupo de controle)
3. Ação semelhante à de opioides
4. Acúmulo de lipofuscina (deposição aumentada em nervos, pele e músculos)
5. Aids (progressão refletida pelos níveis de anticorpos antigliadina)
6. Albumina e pré-albumina séricas (ambas baixas na DC)
7. Alopecia areata (tanto a prevalência em retalhos como a geral pode ser de 1 em 85 celíacos, quase 3.000 vezes mais alta do que o previsto)
8. Amamentação, falta de (até 80 por cento das crianças celíacas não foram amamentadas, 96 por cento amamentadas por dois meses ou menos)
9. Amenorreia (38 por cento de celíacos *vs.* 9,2 por cento do grupo de controle)
10. Anemia por deficiência de ferro (de origem desconhecida – muito comum nos pacientes celíacos)
11. Anemia por deficiência fólica ou por deficiência de ferro (juntamente com enzimas hepáticas elevadas, uma das duas anorma-

lidades mais observadas na doença celíaca; foi comprovado por biópsia que 6 por cento das mulheres antes da menopausa com anemias de causa desconhecida tinham doença celíaca)
12. Anorexia nervosa/distúrbios de alimentação atípicos
13. Anormalidades capilares:
    a. Alopecia areata
    b. Cabelos brancos precoces
14. Anormalidades EEG (podem persistir por um ano em dieta sem glúten)
15. Anormalidades espermáticas (revertidas com a dieta sem glúten):
    a. Baixa mobilidade dos espermatozoides
    b. Espermatozoides com morfologia anormal
    c. Oligospermia (baixa contagem de espermatozoides)
16. Anormalidades hormonais/endócrinas:
    a. Deficiência do hormônio de crescimento
    b. Di-hidrotestosterona reduzida no plasma
    c. Hiper ou hipoparatireoidismo (associado com doença óssea)
    d. Hiperprolactinemia (associada a níveis mais baixos de dopamina do SNC, marcador ativo para DC)
    e. Hipo ou hipertireoidismo
    f. Hormônio luteinizante elevado
    g. Níveis reduzidos do hormônio intestinal secretina no sangue
    h. Testosterona elevada no plasma
17. Antígenos leucocitários humanos: haplótipos HLA-DR3, DQ2 e B8 positivos (a frequência de antígenos HLA-DR3 em pacientes com DC é cerca de 88 por cento; na população normal, apenas 44 por cento); os antígenos HLA-DR3 e especialmente DQ2 em doenças que se julga serem associadas à doença celíaca:
    a. Dermatite herpetiforme
    b. Diabetes melito insulinodependente (DR3 e B8 presentes em 86 por cento de pacientes com DC e DMID; somente DMID, 41 por cento)
    c. Doença celíaca
    d. Doença de Addison idiopática
    e. Doença de Graves
    f. Lúpus eritematoso sistêmico
    g. Miastenia gravis

       h. Nefropatia membranosa idiopática por IgA
       i. Síndrome de Down
       j. Síndrome Sicca
18. Artrite reumatoide (ver Artropatias)
19. Artropatias (26 por cento dos pacientes celíacos com sintomas artríticos; 41 por cento dos que ainda comiam glúten *vs.* 7,5 por cento do grupo de controle):
       a. Artralgia
       b. Artrite indiferenciada
       c. Artrite juvenil
       d. Artrite reumatoide
       e. Poliartrite soronegativa
20. Asma
21. Ataxia
22. Ataxia mioclônica progressiva
23. Atresia do ducto biliar (30 por cento de incidência DC infantil)
24. Atrofia cerebelar/síndrome cerebelar
25. Atrofia cerebral (central, cortical e/ou cerebelar)
26. Atrofia vilosa (parcial/subtotal e total)
27. Autismo
28. Autoanticorpos associados à doença celíaca:
       a. Anticardiolipina (14 por cento dos pacientes de DC)
       b. Anticorpos antiendomísio IgA (autoantígeno recentemente identificado como a enzima transglutaminase intestinal)
       c. Anticorpos antigliadina IgA
       d. Anticorpos antigliadina IgG
       e. Anticorpos antimitocondriais
       f. Anticorpos antipeptídeo inibitório gástrico (PIG)
       g. Anticorpos antirreticulina IgA (e IgG)
       h. Anti-DNA de cadeia simples (14 por cento dos pacientes de DC)
       i. Autoanticorpos anti-ilhotas pancreáticas
       j. Autoanticorpos anticélulas duodenais produtoras de secretina
       k. Autoanticorpos anticélula parietal gástrica
       l. Autoanticorpos anticélulas produtoras de enteroglucagon
       m. Autoanticorpos anticórtex adrenal (suprarrenal)
       n. Autoanticorpos anti-DNA de cadeia dupla (23 por cento)

o. Autoanticorpos antimicrossomal tireoidiano
p. Autoanticorpos antitireoperoxidase tireoidiana (27 por cento positivo)
q. Autoanticorpos antitransglutaminase IgA e IgG
r. Autoanticorpos específicos cardíacos (em alguns casos de cardiomiopatia dilatada idiopática – ver adiante)
s. IgG anticélula de molécula de adesão desmogleína 3 em pênfigo vulgar

29. Azia (ver Sintomas esofágicos)
30. Baixa estatura/deficiência no crescimento (atraso ósseo e de crescimento em crianças; doença celíaca é mais comum do que a deficiência primária do hormônio do crescimento)
31. Calcificação cerebral (predominantemente na região occipital)
32. Câncer:
    a. Adenocarcinoma do intestino delgado
    b. Câncer cerebral
    c. Câncer de bexiga
    d. Câncer de próstata
    e. Câncer testicular
    f. Carcinoma de células escamosas esofágico e faríngeo
    g. Linfoma de células B
    h. Linfoma de células T do intestino delgado (de 31 a 100 vezes mais frequente em pacientes celíacos; novos casos de linfomas não Hodgkin estão crescendo pouco mais de 0,5 por cento ao ano, e mortes, cerca de 1,8 por cento ao ano)
33. Características físicas típicas da DC:
    a. Cabelos brancos prematuros
    b. Olhos azuis e cabelo loiro
    c. Rosto triangular com testa proeminente e mandíbula estreita
34. Cardiomiopatia dilatada idiopática (em crianças, índice de 25 por cento de mortalidade no primeiro ano depois do diagnóstico)
35. Células exterminadoras naturais ou natural killers (contagem reduzida)
36. Cirrose biliar primária (doença autoimune com anticorpos antimitocondriais; mais frequente em mulheres)

37. Colangite esclerosante primária
38. Colite linfocítica (autoridades recomendam exames de rotina para DC)
39. Colite microscópica (27 por cento com atrofia vilosa, 17 por cento com sorologia relacionada à DC, a maioria com marcador genético HLA-DQ)
40. Colite ulcerativa
41. Comprometimento intelectual/deterioração mental
42. Crescimento insuficiente
43. Deficiência de ácido fólico
44. Deficiência de cálcio
45. Deficiência de IgA secretora (2,6 por cento dos celíacos têm deficiência de IgA, 10 a 16 vezes mais elevada que a população geral)
46. Deficiência de IgA total no soro (3 por cento de frequência em DC e DMID *vs.* aproximadamente 0,2 por cento na população normal)
47. Deficiência de magnésio
48. Deficiência de selênio
49. Deficiência de zinco
50. Deficiências minerais:
    a. Deficiência de cálcio (hipocalcemia)
    b. Deficiência de ferro
    c. Deficiência de magnésio (hipomagnesemia)
    d. Deficiência de potássio (hipocalemia)
    e. Deficiência de selênio
    f. Deficiência de zinco
51. Deficiências vitamínicas:
    a. Deficiência de ácido fólico
    b. Deficiência de vitamina A
    c. Deficiência de vitamina B_{12}
    d. Deficiência de vitamina B_6
    e. Deficiência de vitamina D
    f. Deficiência de vitamina E
    g. Deficiência de vitamina K (associada a hemorragia nasal, facilidade para hematomas, hemorragia interna e perda óssea)
52. Demência pré-senil
53. Demência, comprometimento intelectual

54. Depósitos mesangiais de IgA (frequentemente associados a doença celíaca, doença de Crohn, adenocarcinomas, dermatite herpetiforme, psoríase, ou nefropatia por IgA)
55. Depressão (depressão é o sintoma mais comum da intolerância ao glúten)
56. Dermatite herpetiforme (manifestação clássica de doença celíaca não gastrintestinal; 25 por cento sem atrofia vilosa ou hiperplasia das criptas; em vez disso, apenas alterações mucosas menores)
57. Desgranulação de mastócitos
58. Diabetes melito insulinodependente (2,6 a 7,8 por cento de crianças DMID têm DC – inclusive DC silenciosa ou latente, com prevalência de 10 a 100 vezes mais elevada do que seria esperado)
59. Diarreia crônica
60. Disartria
61. Disfagia (45 a 50 por cento dos pacientes com DC – ver Sintomas esofágicos; quando associada com deficiência de ferro, é chamada de síndrome de Paterson-Brown-Kelly [Plummer-Vinson])
62. Disfunção da trompa de Eustáquio
63. Dislexia
64. Distensão/inchaço abdominal
65. Distúrbios de comportamento sexual (em DC não tratada):
    a. Diminuição da frequência do intercurso sexual
    b. Diminuição do prazer obtido com o intercurso sexual
66. Distúrbios emocionais e comportamentais:
    a. Agressividade
    b. Ansiedade
    c. Autismo
    d. Depressão (sintoma comum presente na DC)
    e. Esquizofrenia
    f. Impulsividade
    g. Inquietação, impaciência
    h. Irritabilidade
    i. TDAH
67. Distúrbios gastrintestinais:
    a. Colite ulcerativa
    b. Diarreia crônica

c. Dispepsia, refluxo esofágico (5 por cento desses pacientes com atrofia vilosa duodenal provocada pelo glúten)
d. Doença de Crohn
e. Dor abdominal (até 25 por cento dos pacientes com DC se queixam de dor)
f. Enjoo e vômito
g. Esteatorreia
h. Estomatite angular
i. Flatulência
j. Hemorragia gastrintestinal
k. Inchaço, distensão abdominal
l. Inibição do hormônio intestinal (secretina, CCK, por exemplo)
m. Insuficiência pancreática
n. Macroglossia
o. Permeabilidade intestinal anormal (vazamento intestinal)
p. Síndrome do intestino irritável
q. Úlceras aftosas recorrentes (aftas)
r. Úlceras gástricas

68. Distúrbios ginecológicos:
    a. Amenorreia
    b. Menarca tardia
    c. Menopausa precoce
    d. Puberdade tardia

69. Distúrbios neurológicos crônicos de causa desconhecida:
    a. Ataxia/ataxia mioclônica
    b. Atrofia cerebelar/síndrome cerebelar
    c. Atrofia cerebral
    d. Deterioração intelectual
    e. Epilepsia
    f. Esclerose múltipla
    g. Hipoperfusão do córtex frontal
    h. Neuromiopatia progressiva
    i. Neuropatia axonal
    j. Neuropatia óptica
    k. Neuropatia periférica
    l. Parestesia

m. Polineuropatia
n. Síndrome de Ramsay Hunt (epilepsia com ataxia mioclônica)
70. Distúrbios obstétricos:
    a. Abortamentos recorrentes
    b. Índice de gravidez reduzido
    c. Infertilidade
    d. Natimortos
    e. Período de fertilidade reduzido
    f. Subfertilidade
71. Doença autoimune da tireoide (até 13 por cento dos pacientes celíacos; doença subclínica da tireoide pode ser revertida em alguns casos com um ano de dieta sem glúten):
    a. Hipertireoidismo (encontrado em 3,7 a 5 por cento)
    b. Hipotireoidismo (encontrado em 5,8 a 8 por cento dos pacientes celíacos)
72. Doença cardíaca isquêmica (baixo índice de mortalidade nos pacientes celíacos)
73. Doença celíaca (DC):
    a. DC do tipo abortiva (transitória/não permanente – mais tarde, desenvolvimento de tolerância ao glúten)
    b. DC em parentes de primeiro grau (de 4,5 a 8 por cento em geral, 13,8 por cento de irmãos, 12 por cento de descendentes de celíacos, 70 por cento de gêmeos idênticos)
    c. DC latente (inicialmente, mucosa normal com sorologia positiva; atrofia vilosa, hiperplasia das criptas da mucosa, infiltração de linfócitos intraepiteleal desenvolvida depois)
    d. DC potencial
    e. DC silenciosa/intolerância ao glúten subclínica (histologia típica de DC sem sintomas abdominais)
    f. Doença celíaca clássica ativa (gastroenteropatia sensível ao glúten)
74. Doença de Addison (ver Doenças autoimunes)
75. Doença de Berger/nefropatia por IgA (é seis vezes mais frequente em homens – 5 por cento das doenças glomerulares nos Estados Unidos, de 10 a 20 por cento na Europa, de 30 a 40 por cento na Ásia)
76. Doença de Crohn

77. Doença de Graves
78. Doença hepática (15 vezes mais frequente na DC; 47 por cento dos adultos celíacos e 57 por cento das crianças celíacas têm evidências de comprometimento do fígado; a biópsia comprovadora da lesão hepática tem sido registrada em muitos pacientes celíacos não tratados:
    a. Cirrose biliar
    b. Exame de funcionamento anormal (transaminases elevadas são sinais extraintestinais comuns de DC)
    c. Hepatite crônica ativa
    d. Hepatite não específica reativa
79. Doença renal (ver Nefropatias)
80. Doenças atópicas:
    a. Asma
    b. Eczema
    c. Rinite alérgica
    d. Urticária crônica
81. Doenças autoimunes:
    a. Alopecia areata
    b. Cirrose biliar primária
    c. Dermatomiosite
    d. Diabetes melito insulinodependente (10 por cento dos celíacos desenvolveram DMID, até 8 por cento dos pacientes com DMID têm ou vão desenvolver doença celíaca; muitas autoridades médicas estão recomendando que todos os pacientes com DMID sejam examinados para DC anualmente por vários anos depois do diagnóstico de DMID)
    e. Doença celíaca (DC)
    f. Doença de Addison idiopática
    g. Doenças intestinais inflamatórias
    h. Hepatite crônica ativa
    i. Hipoparatireoidismo
    j. Lúpus eritematoso sistêmico (LES)
    k. Miastenia gravis
    l. Pênfigo vulgar (lesões orais, esofágicas e anais)
    m. Síndrome poliendócrina autoimune:
        1. Dermatite herpetiforme com DMID

    2. Tireoidite de Hashimoto com DMID
  n. Síndrome de Sjögren-Larsson
  o. Nefropatia por IgA (doença de Berger)
  p. Hipertireoidismo (3,7 por cento dos celíacos) e hipotireoidismo (8 por cento dos celíacos); algumas autoridades médicas estão recomendando que todos os pacientes com doença autoimune da tireoide sejam examinados rotineiramente para doença celíaca)
  q. Vitiligo
82. Doenças cardíacas:
  a. Cardiopatia isquêmica, baixa incidência de mortalidade na DC
  b. Cardiomiopatia, idiopática dilatada
  c. Dor no peito não cardíaca (ver Sintomas esofágicos)
  d. Pericardite recorrente
83. Doenças de pele:
  a. Dermatite herpetiforme
  b. Eczema
  c. Pênfigo bolhoso
  d. Psoríase
  e. Pústulas palmoplantares
  f. Urticária crônica
  g. Vasculite cutânea
84. Doenças ósseas:
  a. Dor nos ossos, "dores de crescimento" em crianças
  b. Fosfatase alcalina óssea elevada
  c. Fraturas ósseas patológicas (da osteomalacia)
  d. Hiperparatireoidismo secundário
  e. Hipocalcemia
  f. Hipocalemia
  g. Hipoparatireoidismo causado por deficiência de magnésio
  h. Osteocalcina sérica elevada
  i. Osteomalacia
  j. Osteopenia
  k. Osteoporose/baixa densidade óssea em crianças e adultos
  l. Secreção urinária elevada de hidroxiprolina
85. Doenças pancreaticobiliares:

       a. Duodenite crônica
       b. Estenose papilar
       c. Inibição da liberação de colecistoquinina
       d. Insuficiência pancreática
       e. Pancreatite
       f. Papilite

86. Dor no peito não cardíaca (ver Sintomas esofágicos)
87. Dores de cabeça (persistentes, recorrentes, semelhantes a enxaqueca, muitas vezes não respondendo a terapias convencionais)
88. Eczema
89. Edema (nos pacientes com DC mais enfermos)
90. Elevação de anticorpos antigliadina IgG e/ou IgA (séricas)
91. Elevação de osteocalcina (sérica)
92. Epilepsia:
       a. Epilepsia associada a ataxia mioclônica (síndrome de Ramsay Hunt)
       b. Epilepsia associada a calcificações cerebrais
       c. Epilepsia associada a enxaquecas
       d. Epilepsia associada a hiperatividade
93. Esclerose múltipla
94. Esteatorreia
95. Estomatite aftosa/aftas (até 25 por cento dos pacientes celíacos podem ter um histórico de ulceração oral)
96. Exorfina/ação semelhante à de opioides (causada pelo glúten)
97. Fadiga crônica
98. Flatulência
99. Fosfatase alcalina, sérica e óssea (ambas elevadas na DC)
100. Gastrenterite por adenovírus (pode ser provocada em doença celíaca latente, que começa com uma pequena patologia na mucosa intestinal)
101. Gastrite linfocítica
102. Genética (ver Antígenos leucocitários humanos [HLA])
103. Glomerulonefrite mediada por IgA
104. Hematúria (macroscópica ou microscópica)
105. Hemorragia gastrintestinal oculta (raios X negativos)
106. Hepatite crônica ativa

107. Hepatite não específica reativa
108. Hipertransaminasemia, alanina e aspartate (9 por cento dos casos de hipertransaminasemia de origem desconhecida; encontrada em cerca de 50 por cento dos pacientes celíacos ainda em dieta contendo glúten; muitas vezes encontrada em celíacos sem outros sintomas; volta ao normal com a dieta sem glúten)
109. Hipoalbuminemia (na doença celíaca não tratada; volta ao normal com a dieta sem glúten)
110. Hipocalcemia
111. Hipocomplementemia
112. Hipoesplenismo (10 por cento de adultos com DC; há remissão com a dieta sem glúten)
113. Hipogonadismo
114. Hipoperfusão no córtex frontal do cérebro
115. Impotência/perda de libido (19 por cento dos homens com DC são impotentes)
116. Infertilidade nas mulheres e nos homens (2,1 milhões de casais americanos são inférteis – um terço de homens, um terço de mulheres, um terço de ambos; 18 por cento dos homens com doença celíaca são inférteis; a anormalidade espermática é revertida; aumento de 50 por cento no índice de concepção ocorre com a dieta sem glúten)
117. Inibição da liberação de secretina (uma diferença de nove vezes entre celíacos não tratados e não celíacos seguida de estimulação intraduodenal com HCl)
118. Inibição de colecistoquinina (CCK) (liberação reduzida de CCK do duodeno com redução subsequente do esvaziamento das secreções vesiculares e pancreáticas)
119. Inibição de polipeptídeo gastrintestinal:
    a. Colecistoquinina
    b. Polipeptídeo inibitório gástrico
    c. Secretina
120. Intolerância à lactose (encontrada em 50 por cento dos pacientes celíacos)
121. Lesões do esmalte dentário, dentes permanentes (96 por cento das crianças com DC e 83 por cento dos adultos celíacos com defeitos do tipo celíaco de coloração e estruturais, ranhuras

horizontais e/ou perfurações verticais em um ou mais dentes permanentes)
122. Linfócitos T intraepiteliais gama/delta (densidade aumentada no epitélio da mucosa)
123. Linfomas (de 31 a 100 vezes mais comuns em pacientes celíacos; o risco volta quase ao normal depois de cinco anos sob dieta sem glúten)
124. Lúpus eritematoso (de 0,3 a 1,3 por cento dos pacientes de DC)
125. Má absorção:
    a. Deficiência de ácido fólico
    b. Deficiência de vitamina B_{12}
    c. Diarreia crônica, flatulência
    d. Fadiga crônica
    e. Hemoglobina baixa
    f. Perda de peso com perda muscular
    g. Volume globular médio reduzido (VGM)
126. Má nutrição (deficiências de ferro, zinco, cálcio, magnésio, potássio e vitaminas B_6, B_{12}, ácido fólico, A, D, E e/ou K)
127. Macroglossia (hipertrofia da língua)
128. Malignidades (ver Câncer e Linfomas)
129. Mau funcionamento da vesícula (comprometimento do esvaziamento, liberação insuficiente de bile, cálculos biliares, por exemplo)
130. Membros da família de pacientes celíacos (pais e irmãos)
131. Menarca tardia (atrasada por mais de um ano)
132. Menopausa precoce (ocorre de 2 a 4 anos antes em pacientes celíacas)
133. Miastenia gravis
134. Micose fungoide
135. Miopatia ocular
136. Mortalidade (risco de mortalidade aumentado de 1,9 a 3,4 vezes em adultos – mas não em crianças, parentes assintomáticos ou aqueles diagnosticados por sorologia; a morte ocorre com mais frequência dentro de um a três anos depois do diagnóstico e depois diminui com o tempo; os índices mais altos de mortalidade estão entre as idades de 45 a 54 anos para homens e de 55 a 64 anos para as mulheres; a cau-

sa principal é o linfoma intestinal):
   a. Aumento de 31 a 100 vezes do risco de mortalidade por linfoma no intestino delgado
   b. Doença crônica do fígado
   c. Índice mais baixo de mortalidade por doenças cardíacas esquêmicas e derrames do que a população normal
   d. Aumento de 2,3 vezes do risco de mortalidade por qualquer doença maligna em homens com DC
   e. Aumento de 8,5 vezes do risco de mortalidade por câncer esofágico
137. Natimortos
138. Nefropatia por IgA (ver Nefropatias)
139. Nefropatias:
   a. Glomerulonefrite por IgA
   b. Nefropatia por IgA (doença de Berger)
   c. Proteinúria
   d. Síndrome nefrótica
140. Neuropatia axonal
141. Neuropatia óptica
142. Osteomalacia
143. Osteoporose/osteopenia (70 por cento de pacientes celíacos não tratados com baixa densidade óssea; em pacientes que não respondem a terapias padrão – estrógeno, vitamina D, cálcio, bisfosfonatos, calcitonina; a densidade óssea aumenta 7,7 por cento em um ano apenas com a dieta sem glúten)
144. Otite média
145. Parestesia
146. Penfigoide bolhoso
147. Perda de peso/dificuldade para ganhar peso
148. Pericardite recorrente
149. Poliartrite soronegativa
150. Polimiosite
151. Polineuropatia
152. Prolactina elevada
153. Proteinúria (ver Nefropatias)
154. Psoríase
155. Puberdade tardia

156. Púrpura trombocitopênica
157. Pústulas palmoplantares (problema de pele na sola do pé e palma da mão)
158. Reatividade linfocitária (reduzida contra tumores na DC)
159. Redução do polipeptídeo inibitório gástrico (inibição da liberação do hormônio intestinal da parte superior do intestino delgado)
160. Refluxo esofágico (ver Sintomas esofágicos)
161. Sarcoidose (1,8 por cento dos pacientes celíacos)
162. Sensibilidades alimentares (soja, leite, glutamato monossódico, por exemplo)
163. Síndrome de Asperger
164. Síndrome de Down (prevalência detectada de DC é de 1 em 14)
165. Síndrome de má absorção (diarreia crônica, flatulência, perda de peso e fadiga)
166. Síndrome de Ramsay Hunt (epilepsia com ataxia mioclônica)
167. Síndrome Sicca
168. Síndrome de Turner (doença cromossômica associada a distúrbios autoimunes abrangendo a doença da tireoide, doença intestinal inflamatória, diabetes e artrite reumatoide juvenil; todas com presença acima do normal na doença celíaca)
169. Síndrome de vazamento intestinal/permeabilidade intestinal anormal
170. Síndrome do intestino irritável (SII)
171. Síndrome Sjögren-Larsson (2,9 por cento dos pacientes celíacos e 15 por cento dos pacientes com Sjögren com biópsia comprovadora de doença celíaca)
172. Síndromes cerebrais:
    a. Calcificação cerebral
    b. Deterioração mental
    c. Distúrbios de visão
    d. Dor de cabeça
    e. Epilepsia
173. Sintomas e distúrbios mentais:
    a. Autismo
    b. Demência
    c. Deterioração mental

d. Distração
e. Esquizofrenia
f. Incapacidade de concentração
g. Incapacidade intelectual
h. Letargia mental
i. Síndrome de Down
j. TDA
k. TDAH
174. Sintomas esofágicos (disfagia, dismotilidade, esofagite de refluxo, azia, dor no peito não cardíaca)
175. Sintomas psiquiátricos:
    a. Ansiedade
    b. Depressão (sintoma comum em pacientes celíacos)
176. Suicídio
177. Transtorno de déficit de atenção (TDA)
178. Transtorno de déficit de atenção com hiperatividade (TDAH)
179. Transtornos invasivos do desenvolvimento
180. Úlceras duodenais (resistentes a antibióticos)
181. Úlceras gástricas
182. Urticária
183. Vasculite
184. Vasculite cutânea
185. Vitiligo

Apêndice E

Pensadores pioneiros e tendências alimentares

Muitos pensadores e pesquisadores pioneiros desbravaram o caminho por entre as tendências culturais e noções preconceituosas. Suas observações profundas e interpretações inovadoras das implicações do glúten para a saúde abriram caminho para novas percepções que podem ajudar a evitar uma epidemia nas primeiras décadas do século XXI. As histórias desses homens corajosos ajudaram a dar forma ao mundo da medicina do futuro. Se observarmos as evidências objetivamente, poderemos aprender com eles.

STANISLAS TANCHOU (1791–1850)

Médico francês visionário que acompanhou Napoleão Bonaparte em Waterloo, depois se estabeleceu em Paris para praticar medicina e pesquisar. Ele conduziu o que pode ter sido o primeiro estudo estatístico detalhado da incidência da mortalidade por câncer. Tanchou acumulou e analisou dados pormenorizados das causas das mortes de parisienses e de moradores de áreas rurais vizinhas por um período de onze anos. Também examinou informações sobre câncer encontradas em antigas múmias egípcias, e informações que eram então correntes no Egito e na Argélia. As descobertas de Tanchou publicadas há mais de 150 anos apresentam as primeiras evidências das implicações do cereais para o desenvolvimento do câncer.

Tanchou nos deixou a seguinte observação profética: "O câncer é, como a loucura, encontrado com mais frequência nos países mais civilizados..."

Vilhjalmur Stefansson (1879-1962)

Também um dos primeiros investigadores do assunto e professor de antropologia na Universidade de Harvard, foi um dos poucos que prestou atenção às ideias de Tanchou. Suas pesquisas, observações, deduções e referências sobre o câncer nos levaram até o trabalho do médico francês. Stefansson deixou de lecionar em 1906 e viajou para a costa norte do Canadá para viver entre os esquimós. Morou e trabalhou com os inuítes, imerso no modo de vida deles por onze dos doze anos que esteve lá, entre 1906 e 1918. Stefansson procurou sem sucesso sinais de câncer na cultura da Idade da Pedra dos inuítes. Em 1913, foi o primeiro a relatar a dieta saudável desse povo, rica em gordura e proteína animal. Ele poderia ter acrescentado que era o que os inuítes não comiam que também os protegia do câncer, principalmente, os cereais com glúten.

Stefansson também esteve lá para registrar a perda devastadora dessa proteção alimentar, a partir do momento em que a dieta ocidental passou a ser adotada por esses nativos do norte, todos geneticamente despreparados. Suas observações, investigações subsequentes e sínteses resultaram numa teoria sobre o câncer que pode conter a resposta, até mesmo a cura, para muitos doentes. Sua teoria é resumida no título do seu livro, *Disease of Civilization?* [*Doença da civilização?*], e continua incontestada. O câncer é uma doença da civilização, geneticamente influenciada pelo meio ambiente.

Samuel Gee e R. A. Gibbons

Em 1888, o dr. Samuel Gee chegou a uma descrição detalhada e muito conceituada da doença celíaca clássica. Um dos contemporâneos de Gee, R. A. Gibbons, acreditava que a doença fosse rara e atingisse apenas crianças. De acordo com Gibbons, os pacientes ou se recuperavam dessa doença infantil ou morriam. De qualquer modo, não haveria muitos motivos para procurá-la em adultos.

Infelizmente, a visão muito estreita de Gibbon e o foco de Gee nos casos mais drásticos resultaram em perspectivas que dominariam o pensamento médico por mais de um século. Mesmo hoje, muitos médicos nos Estados Unidos ainda consideram apenas a doença celíaca infantil como moléstia grave.

A relação trigo/doença celíaca e Willem Karel Dicke (1905-1962)

Um dos grandes homens de visão do século XX foi o dr. W. K. Dicke. Sua busca corajosa pela causa subjacente à doença celíaca foi um grande passo para o reconhecimento da natureza real dessa doença. Ele investiu muito da sua carreira profissional na solução do quebra-cabeça celíaco.

Dicke começou a suspeitar dos malefícios do trigo quando a mãe de um paciente sugeriu essa possibilidade, ainda em 1932. Ele declarou: "Como frequentemente alguém se depara com as reações negativas desses nutrientes, gradativamente cresceu em mim a convicção de que a observação mencionada [de que o trigo poderia ser a causa da doença celíaca] não era uma ocorrência isolada, restrita a uma só pessoa, mas relacionava-se com a presença da doença celíaca".

Particularmente interessante é a afirmação de Dicke ao mencionar pão, biscoitos e amidos vistos muitas vezes como uma influência negativa. Essa percepção original levou à tremenda descoberta de que o glúten é o requisito para a manifestação da doença celíaca.

Embora existam controvérsias sobre quando exatamente o dr. Dicke percebeu pela primeira vez que o trigo causava os sintomas celíacos, as evidências apontam por volta de 1936. Regredindo séculos sem conta para manter a vergonhosa tradição de atacar os pensadores originais, o dr. Dicke foi ridicularizado quando tentou apresentar suas descobertas em uma conferência de gastrenterologistas em Nova York, em 1950.

Foi só depois dos achados do dr. Dicke serem confirmados por meio das biópsias intestinais que a descoberta começou o processo agonicamente lento para ser aceita como tratamento preferencial para a doença celíaca. A relação trigo/doença celíaca, apesar de evidências imperativas para apoiá-la, continuou a ser uma questão de debate na literatura médica até 1964.

Infelizmente, alguns elementos do debate continuaram fora da literatura. Há dermatologistas que ainda hoje continuam a tratar a manifestação epidérmica da doença celíaca, chamada dermatite herpetiforme, prescrevendo medicações esteroides e/ou dapsona em vez de recomendar uma dieta sem glúten. Esses remédios normalmente controlam os sintomas mais evidentes desse distúrbio, mas não resolvem a causa. Ao usar essa abordagem, os dermatologistas argumentam que é incomum os pacientes se submeterem a uma dieta sem glúten, por isso a medicação teria mais sentido. Nós, naturalmente, discordamos veementemente de tal posição, mostrando o aumento do risco para muitos tipos de câncer e doenças autoimunes e a proteção oferecida pela dieta sem glúten.

A relação com a esquizofrenia e F. Curtis Dohan (1908-1991)

A ciência médica deu outro salto quando o dr. F. Curtis Dohan descobriu que a esquizofrenia é encontrada com frequência nas pessoas com doença celíaca e vice-versa. Dohan era um eminente professor de medicina, interno e pesquisador, que trabalhou a maior parte dos quarenta anos de sua ilustre carreira na Filadélfia, nos Estados Unidos. A seu crédito, ele tem mais de oitenta artigos publicados em jornais científicos. Dohan também gostava de ler histórias de mistério, um interesse que acabou por beneficiar a humanidade. Ele achava a associação entre a esquizofrenia e a doença celíaca intrigante e foi atrás da solução para esse quebra-cabeça médico com o mesmo entusiasmo que tinha para deslindar os crimes dos livros que lia nas horas de lazer. Essa busca incansável pela relação esquizofrenia/doença celíaca é a fonte de todo um novo entendimento da doença mental causada pela alimentação, e seu trabalho serve de modelo para investigar outras enfermidades do gênero.

Em 1969, Dohan e seus colegas fizeram uma experiência e relataram melhoras significativas nos pacientes esquizofrênicos hospitalizados que seguiram uma dieta sem glúten e sem laticínios. Esse relato gerou muito ceticismo, mas os resultados logo se repetiram com M. Singh e S. Kay. As descobertas do grupo de Dohan eram passíveis de se repetir. Dohan, em seguida, realizou investigações demonstrando que quando o consumo de cereais contendo glúten é raro, a esquizofrenia também é rara.

Em 1979, a descoberta de substâncias similares à morfina nas proteínas parcialmente digeridas do glúten, chamadas gliadorfinas ou gluteomorfinas, vieram apoiar o trabalho de Dohan partindo de uma direção completamente diferente. Essas substâncias mostraram interferir com o sistema imunológico, ter impacto na dilatação dos vasos sanguíneos e alterar a atividade química no cérebro, contribuindo assim para muitas doenças psiquiátricas e cerebrais, inclusive distúrbios de aprendizagem e de atenção, depressão grave, psicose puerperal e autismo.

Relação com o autismo, Paul Shattock e Kalle Reichelt

O dr. Paul Shattock era bioquímico de plantas e professor da Universidade de Sunderland, na Inglaterra, quando seu filho foi diagnosticado com autismo em 1974. A partir de então, ele começou a colher dados nas pesquisas sobre a enfermidade. Assim, seguindo o trabalho de Dohan, descobriu especulações de que o autismo seria resultado de intoxicação peptídea e começou investigando a possibilidade de que o glúten e os laticínios estivessem na raiz do problema, o que contribuiu com uma pesquisa importante que sustenta essa hipótese.

O dr. Kalle Reichelt, pesquisador do Instituto de Pesquisas Pediátricas de Oslo, na Noruega, também estava investigando peptídeos do glúten e laticínios em pacientes autistas. Em 1990, Reichelt e Shattock descobriram que 90 por cento dos pacientes autistas do estudo tinham níveis anormalmente altos de peptídeos urinários, presumivelmente de laticínios e cereais com glúten.

Esses homens, e agora muitos outros pesquisadores, estabeleceram a relação entre o consumo de glúten e diversos tipos de doenças mentais, problemas comportamentais e distúrbios de aprendizagem. Porém, o reconhecimento mais amplo dessas descobertas é lento. Temos confiança de que chegará o momento em que esse trabalho será mundialmente aceito. Entretanto, muitos pais preocupados e outras pessoas vão querer agir mais rapidamente com base nessa informação, considerando que essa dieta é muito segura e nutritiva. Não há desvantagens nessa terapia além do inconveniente de implementá-la, e ela proporciona excelente nutrição. Aqueles que sofrem desses distúrbios devem iniciar uma dieta sem glúten imediatamente, e não ficar esperando até que tais teorias sejam aceitas mundialmente para só então tomar uma atitude proativa.

Agentes da doença não relacionados ao glúten e Loren Cordain

A recente pesquisa realizada por Loren Cordain também está fazendo progressos em uma área mais ampla da pesquisa sobre o glúten. Cordain, pesquisador da Universidade do Estado do Colorado, nos Estados Unidos, assumiu uma abordagem mais global para a avaliação do impacto do consumo de cereais com glúten. Ele relatou muitos antinutrientes, substâncias psicoativas e outros agentes além do glúten nos cereais, todos podendo prejudicar a parede intestinal.

Cordain também apresentou informações sobre as mudanças drásticas feitas na alimentação humana desde o início do cultivo de cereais, há 10.000 anos, e como essas mudanças estão nos ameaçando atualmente. Também desfez diversos mitos relacionados com a alimentação dos caçadores-coletores, mostrando que eles provavelmente eram muito mais dependentes de proteínas e gorduras animais do que antes se imaginava.

Todos esses cientistas pioneiros e ainda muitos outros, que seriam demais para mencionar aqui, colaboraram para expandir o conhecimento sobre o assunto. Devido ao empenho e coragem desses grandes estudiosos, a sua originalidade diante da rejeição e do ridículo a que foram expostos, a humanidade agora tem uma escolha importante à sua disposição.

O desenvolvimento do consumo indiscriminado de alimentos altamente processados durante o século XX trouxe um aumento colossal do consumo de glúten. Examine os ingredientes nos rótulos de qualquer alimento processado e poderá constatar essa verdade, verá que o glúten e/ou seus derivados normalmente estão presentes. A ideia de que esses alimentos são saudáveis ou pelo menos não prejudiciais ajuda a manter o consumo do glúten. Juntos, esses e outros fatores criaram um nível sem precedentes da voracidade pelo glúten, e assim a humanidade do mundo industrializado entrou no século XXI.

Referências bibliográficas

Introdução

Davidson, A. G., et al. "Screening for celiac disease." *Can Med Assoc J.* 1997; 157(5): 547–48.

Dicke, W. Coeliac disease: Investigation of the harmful effects of certain types of cereal on patients with coeliac disease, Ph.D. thesis, Universidade de Utrecht. 1950.

Dickey, W., Bodkin, S. "Prospective study of body mass index in patients with coeliac disease." *BMJ.* 7 Nov 1998; 317(7168): 1290.

Fasano, A. "Where have all the American celiacs gone?" *Acta Paediatr Suppl.* 1996 Maio; 412: 20–4.

Fine, K. D., Do, K., Schulte, K., Ogunji, F., Guerra, R., Osowski, L., McCormack, J. "High prevalence of celiac sprue-like HLA-DQ genes and enteropathy in patients with the microscopic colitis syndrome." *Am J Gastroenterol.* Ago 2000; 95(8): 1974–82.

Gibbons, R. "The coeliac affection in children." *Edinburgh Medical Journal.* 1889; XXXV (IV): 321–30.

Hadjivassiliou, M., Grunewald, R. A., Davies-Jones, G. A. "Gluten sensitivity: A many-headed hydra." *BMJ.* 26 Jun 1999; 318(7200): 1710–11.

Marsh, M. N. "Gluten sensitivity and latency: Can patterns of intestinal antibody secretion define the great 'silent majority'?" *Gastroenterology*. 1993 Maio; 104(5): 1550–53.

Reading, C., Meillon, R. *Your Family Tree Connection*. New Canaan: Keats, 1988.

Selye, H. *Stress without Distress*. Filadélfia: Lippincott, 1974.

Capítulo 1

Allan, C., Lutz, W. *Life Without Bread*. Chicago: Keats, 2000, p. 3.

Cordain, L. "Cereal grains: Humanity's double-edged sword." *World Rev Nutr Diet*. Simopopulos A. (ed.). 1999, vol. 84; Karger, Basileia: 5, 6, 12, 13.

Diamond, J. *Guns, Germs, and Steel: The Fates of Human Societies*. Nova York: Norton & Co., 1997.

Eaton, S., and Konner, M. "Paleolithic nutrition." *NEJM*. 1985; 312(5): 283–89.

Eaton, S., Nelson, D. "Calcium in evolutionary perspective." *Am J Clin Nutr*. 1991; 54: 281S–87S.

Egorov, T. A., Odintsova, T. I., Musolyamov, A. K. "Determination of disulfide bonds in gamma-46 gliadin." Biochemistry (Mosc) Mar 1999; 64(3): 294–7.

Erasmus, Udo. *Fats that Heal, Fats that Kill*. Vancouver, Canadá: Alive Books, 1993.

Falchuk, Z. M., Katz, A. J., Shwachman, H., Rogentine, G. N., Strober, W. "Gluten-sensitive enteropathy: Genetic analysis and organ culture study in 35 families." *Scand J Gastroenterol*. 1978; 13(7): 839–43.

Fine, K. D., Do, K., Schulte, K., Ogunji, F., Guerra, R., Osowski, L., McCormack, J. "High prevalence of celiac sprue-like HLA-DQ genes and enteropathy in patients with the microscopic colitis syndrome." *Am J Gastroenterol*. Ago 2000; 95(8): 1974–82.

Fukudome, S., Yoshikawa, M. "Opioid peptides derived from wheat gluten: Their isolation and characterization." *Febs Letts*. 13 Jan 1992; 296(1): 107–11.

Harris, M. *Cannibals & Kings*. Nova York: Random House, 1977.

Hoggan, R. Application of the exorphin hypothesis to attention deficit disorder: A theoretical framework. M.A. thesis, Universidade de Calgary, GDER, Calgary, Canadá, 1998.

Kemppainen, T., Kroger, H., Janatuinen, E., Arnala, I., Kosma, V. M., Pikkarainen, P., Julkunen, R., Jurvelin, J., Alhava, E., Uusitupa, M. "Osteoporosis in adult patients with celiac disease." *Bone*. Mar 1999; 24(3): 249–55.

Larsen, C. S. Post-Pleistocene Human Evolution: Bioarchaeology of the Agricultural Transition. Fourteenth International Congress of Anthropological and Ethnological Sciences, Williamsburg, Virginia. 26 Jul–Ago 1998.

Leaky, R. *The Origin of Humankind*. Nova York: Basic Books, 1994.

Lewin, R. "A revolution of ideas in agricultural origins." *Science*. 1988; 240: 984–86.

Lutz, W. "The colonization of Europe and our western diseases." Medical Hypoth. 1995: 45, 115–20.

Marsh, M. N. "Gluten sensitivity and latency: The histological background. Common food intolerances 1: Epidemiology of coeliac disease." *DYN Nutr Res*. 1992; vol. 2: 142–50.

Mora, S. et al. "Bone density and bone metabolism are normal after long-term gluten-free diet in young celiac patients." *Am J Gastroenterol*. Fev 1999; 94(2): 398–403.

Mullis, K. *Dancing Naked in the Mind Field*. Nova York: Random House, 2000.

Neel, J. V. "When some fine old genes meet a 'new' environment. "Simopopoulos AP (ed): Evolutionary aspects of nutrition and health, diet, exercise, genetics and chronic disease. *World Rev Nutr Diet*. 1999; Karger. Basileia. 84: 1–18.

Rath, M., Pauling, L. "Immunological evidence for the accumulation of lipoprotein (a) in the atherosclerotic lesion of the hypoascorbemic guinea pig." *Proc Natl Acad Sci USA*. Dez 1990; 87(23): 9388–90.

Reeds, P. J. "Dispensable and indispensable amino acids for humans." *J Nutr*. Jul 2000; 130(7): 1835S–40S.

Richards, M., Corte-Real, H., Forster, P., Macaulay, V., Wilkinson-Herbots, H., Demaine, A., Papiha, S., Hedges, R., Bandelt, H. J., Sykes, B. "Paleolithic and neolithic lineages in the European mitochondrial gene pool." *Am J Hum Genet.* 1996 Jul; 59(1): 185-203.

Shah,V. H., et al. "All that scallops is not celiac disease." *Gastrointest Endosc.* 2000 Jun; 51(6): 717-20. Simoons, F. "Celiac disease as a geographic problem." In Walcher & Kretchmer (ed.). *Food Nutrition & Evolution.* Nova York: Masson, 1981.

Smith, J. M. *Shaping Life Genes, Embryos and Evolution.* Londres: Orion Publishing, 1998.

Stanford, C. *The Hunting Apes.* Princeton: Princeton University Press, 1999.

Stefansson, V. *Cancer: Disease of Civilization?* Nova York: Hill & Wang, 1960.

Stuart-Macadam, P. "Porotic hyperostosis: A new perspective." *Am J Phys Anthropol.* Jan 1992; 87(1): 39-47.

Tortora, G., Grabowski, S. *Principles of Anatomy and Physiology.* Nova York: Harper Collins, 1996, p. 704.

Ulijaszek, S. J. "Human dietary change." *Philos Trans R Soc Lond B Biol Sci.* 29 Nov 1991; 334(1270): 271-8 (with discussion on 278-9).

Williamson, D. *Celiac Disease: A Brief Overview in Celiac Disease Methods and Protocols.* M. N. Marsh (ed). Totowa, N. J.: Humana Press, 2000.

Zioudrou, C., Streaty, R. A., Klee, W. A. "Opioid peptides derived from food proteins: The exorphins." *J Biol Chem.* 10 Abr 1979; 254(7): 2446-9.

Capítulo 2

Anderson, C. "The evolution of a successful treatment for coeliac disease. Coeliac Disease." Marsh M. (ed.). *Blackwell Scientific.* Londres. 1992: 1-16.

British Museum. *Dept. of Egyptian Antiquities: An introduction to ancient Egypt.* Londres, 1979: 26-30.

Brothwell, D. *The Bio-cultural Background to Disease. Diseases in Antiquity.* Broth-well & Sandison (ed.). Springfield: Thomas, 1967, 56-68.

Cooke, W., Holmes, G. *Coeliac Disease.* Livingstone, Nova York: Churchill, 1984, 1.

Cordain, L. "Cereal grains: Humanity's double-edged sword." *World Rev Nutr Diet*. A. Simopopulos (ed.). 1999, vol. 84; Karger, Basileia: 5, 6, 12, 13.

Dicke, W. K. Coeliac disease: Investigation of the harmful effects of certain types of cereal on patients suffering from coeliac disease. Ph.D. Tese de medicina da Universidade de Utrecht. 1950, transl. *C. J. Mulder*, 1 Jun 1993.

Dohan, F. An internist looks at schizophrenia. *Medical Affairs*. Universidade da Pensilvânia, verão, 1972; 163.

Dohan, F., Grasberger, J., Lowell, F., Johnston, H., Arbegast, A. "Relapsed schizophrenics: More rapid improvement on a milk-and-cereal-free diet." *Brit J Psychiat*. 1969; 115: 595–96.

Dohan, F., Harper, E., Clark, M., Rodrigue, R., Ziagas,V. "Is schizophrenia rare if grain is rare?" *Biol Psychiatry*. 1984; 19(3): 385–99.

Donadoni Roveri, A. *Egyptian Civilization*. Milão: Electa, 1987–1989; 20.

Eades, M. *Protein Power*. Nova York: Bantam Books, 1997.

Erasmus, U. *Fats that Heal, Fats that Kill*. Vancouver, Canadá: Alive Books, 1996.

Gibbons, R. "The coeliac affection in children." *Edinburgh Medical Journal*. Out 1889; XXXV(IV): 321–30.

Holmes, G., Prior, P., Lane, M. et al. "Malignancy in coeliac disease effect of a gluten free diet." *Gut*. 1989; 30: 333–38.

Johnson-Kelly, L. "The evolutionary history of celiac disease." *J Pediatr Gastroenterol Nutr*. 2000; 31(3): S10.

Landis, S., Murray, T., Bolden, S., Wingo, P. "Cancer statistics 1999." *CA Cancer J Clin*. 1999; 49(8): 8–31.

McCrone, J. "Gut Reaction." *New Scientist*. 20 Jun 1998: 42–45.

Moodey, R. L. *Roentgenologic Studies of Egyptian and Peruvian Mummies*. Chicago: Field Museum of Natural History, 1931.

Mycroft, F., Bernardin, J., Kasarda, D. "MIF-like sequences in milk and wheat proteins." *NEJM*. 30 Set 1982; 307(14): 895.

Papp, K. P. Dermatitis Herpetiformis. Canadian Celiac Association National Conference. Kitchener, Ontario. 30 Maio 1998.

Reichelt, K. Comunicação pessoal.

Rowling, J. *Urology in Egypt: Diseases in Antiquity*. Brothwell & Sandison (ed.) Springfield: Thomas, 1967, 494–97.

Ruffin, J., Carter, D., Johnston, D., and Baylin, G. "Gluten-free diet for nontropical sprue." *JAMA*. 1964 Abr 6: 162–64.

Sandison, A. *Degenerative Vascular Diseases in Antiquity*. Brothwell & Sandison (ed.). Springfield: Thomas 1967, 478.

Sandison, A., Wells, C. *Diseases of the Reproductive System*. Brothwell & Sandison (ed.). Springfield: Thomas, 1967, 507.

Singh, M., Kay, S. "Wheat gluten as a pathogenic factor in schizophrenia." *Science*. 1976; 191: 401–2.

Stefansson, V. Cancer: Disease of Civilization? Nova York: Hill & Wang, 1960, 26.

Swinson, C., Coles, E., Slavin, G., Booth, C. "Coeliac disease and malignancy." *Lancet*. 1983; 1(8316): 111–15.

Tanchou, S. "Statistics of cancer." *Lancet*. 5 Ago 1843: 593–94.

Van Berge-Henegouwen, C. J. J. Mulder. "Pioneer in the gluten free diet: Willem-Karel Dicke 1905–1962, over 50 years of gluten-free diet." *Gut*. 1993; 34: 1473–75.

Ventura, A., Magazzu, G., Greco, L. "Duration of exposure to gluten and risk for autoimmune disorders in patients with celiac disease." *Gastroenterology*. 1999; 117: 297–303.

Wallace, A. "Dr. F. Curtis Dohan, Medical Researcher." *Philadelphia Inquirer*. Quinta-feira, 14 Nov 1991.

Zioudrou, C., Streaty, R., Klee, W. "Opioid peptides derived from food proteins." *J Biol Chem*. 1979; 254: 2446.

Capítulo 3

Auricchio, S. et al. "Gluten-sensitive enteropathy in childhood." *Pediatr Clin North Am*. Fev 1988: 157–87.

Cacciari, E. et al. "Short stature and celiac disease: A relationship to consider even in patients with on gastrointestinal tract symptoms." *J Pediatr*. Nov 1983: 708–11.

Collin, P., Hallstrom, O., Maki, M., Viander, M., Keyrilainen, O. "Atypical coeliac disease found with serologic screening." *Scand J Gastroenterol*. Mar 1990; 25(3): 245–50.

Delco, F., El-Serag, H. B., Sonnenberg, A. "Celiac sprue among U.S. military veterans: Associated disorders and clinical manifestations." *Dig Dis Sci*. Maio 1999; 44(5): 966–72.

Eichler, I. et al. "Growth failure and insulin-like growth factor (IGF-I) in childhood celiac disease." *Klin Wochenschr*. 15 Nov 1991: 825–29.

Fine, Kenneth, M. D. Comunicação pessoal. Jul 2000.

Groll, A. et al. "Short stature as the primary manifestation of coeliac disease." *Lancet*. 22 Nov 1980: 1097.

Marsh, M. N., Crowe, P. T. "Morphology of the mucosal lesion in gluten sensitivity." *Baillieres Clin Gastroenterol*. Jun 1995; 9(2): 273–93.

Reading, R., Watson, J. G., Platt, J. W., and Bird, A. G. "Pulmonary hemosiderosis and gluten." *Arch Dis Child*. Maio 1987; 62(5): 513–5.

Robertson, D. A., Taylor, N., Sidhu, H., Britten, A., Smith, C. L., Holdstock, G. "Pulmonary permeability in coeliac disease and inflammatory bowel disease." *Digestion*. 1989; 42(2): 98–103.

Rosenbach, Y. et al. "Short stature as the major manifestation of celiac disease in older children." *Clin Pediatr*. (Phila). Jan 1986: 13–16.

Stenhammar, L. et al. "Coeliac disease in children of short stature without gastrointestinal symptoms." *Eur J Pediatr*. Ago 1986: 185–86.

Stevens, F. M., Connolly, C. E., Murray, J. P., McCarthy, C. F. "Lung cavities in patients with coeliac disease." *Digestion*. 1990; 46(2): 72–80.

Tarlo, S. M., Broder, I., Prokipchuk, E. J., Peress, L., Mintz, S. "Association between celiac disease and lung disease." *Chest*. Dez 1981; 80(6): 715–8.

Williams, A. J. "Coeliac disease and allergic manifestations." *Lancet*. 4 de abril de 1987; 1(8536): 808.

Capítulo 4

Dickey, W., Hughes, D., McMillan, S. "Reliance upon serum endomysial antibody testing underestimates the true prevalence of coeliac disease by one fifth." *Scand J Gastroenterol*. 2000; 35: 181–83.

Egan, C. A., Smith, E. P., Taylor, T. B., Meyer, L. J., Samowitz, W. S., Zone, J. J. "Linear IgA bullous dermatosis responsive to a gluten-free diet." *Am J Gastroenterol*. Jun 2001; 96(6): 1927–9.

Loft, D. E., Marsh, M. N., Sandle, G. I., Crowe, P. T., Garner, V., Gordon, D., Baker, R. "Studies of intestinal lymphoid tissue. XII. Epithelial lymphocyte and mucosal responses to rectal gluten challenge in celiac sprue." *Gastroenterology*. Jul 1989; 97(1): 29–37.

Marsh, M. N. "Gluten, major histocompatibility complex, and the small intestine. A molecular and immunobiologic approach to the spectrum of gluten sensitivity ('celiac sprue')." *Gastroenterology*. Jan 1992; 102(1): 330–54.

Mulder, C. J. J., Rostami, K., Marsh, M. N. "When is a coeliac a coeliac?" *Gut*. Abr 1998; 42: 594.

Seissler, J., Boms, S., Wohlrab, U., Morgenthaler, N. G., Mothes, T., Boehm, B. O., Scherbaum, W. A. "Antibodies to human recombinant tissue transglutaminase measured by radioligand assay: Evidence for high diagnostic sensitivity for celiac disease." *Horm Metab Res*. Jun 1999; 31(6): 375–9.

Capítulo 5

Chartrand, L. J., Russo, P. A., Duhaime, A. G., Seidman, E. G. "Wheat starch intolerance in patients with celiac disease." *J Am Diet Assoc*. Jun 1997; 97(6): 612–8.

Kaukinen, K., Collin, P., Holm, K., Rantala, I., Vuolteenaho, N., Reunala, T., Maki, M. "Wheat starch-containing gluten-free flour products in the treatment of coeliac disease and dermatitis herpetiformis. A long-term follow-up study." *Scand J Gastroenterol*. Fev 1999; 34(2): 163–9.

Musselman, B. C., Wenzel, J. E., Groover, R. V. "Potassium-depletion paralysis associated with gluten-induced enteropathy." *Am J Dis Child*. 1968: 116; 414–17.

Capítulo 6

Addolorato, G., Stefanini, G. F., Capristo, E., Caputo, F., Gasbarrini, A., Gasbarrini, G. "Anxiety and depression in adult untreated celiac subjects and in patients affected by inflammatory bowel disease: A personality 'trait' or a reactive illness?" *Hepatogastroenterology*. Nov–Dez 1996; 43(12): 1513–7.

Altuntas, B., Filik, B., Ensari, A., Zorlu, P., Tezic, T. "Can zinc deficiency be used as a marker for the diagnosis of celiac disease in Turkish children with short stature?" *Pediatr Int*. Dez 2000; 42(6): 682–84.

Alwitry, A. "Vitamin A deficiency in coeliac disease." *Brit J Ophthalmol*. Set 2000; 84(9): 1079–80.

Annibale, B., Severi, C., Chistolini, A., Antonelli, G., Lahner, E., Marcheggiano, A., Iannoni, C., Monarca, B., Fave, G. D. "Efficacy of gluten-free diet alone on recovery from iron deficiency anemia in adult celiac patients." *Am J Gastroenterol*. Jan 2001; 96(1): 132–7.

Bakalkin, G., Demuth, H., Nyberg, F. "Relationship between primary structure and activity in exorphins and endogenous opioid peptides." *Febs Letts*. 1992; 310(1): 13–16.

Beck, S. A., Tisdale, M. J. "Effect of insulin on weight loss and tumour growth in a cachexia model." *Br J Cancer*. Maio 1989; 59(5): 677–81.

Black, Paul. "Psychoneuroimmunology: Brain and immunity." *Sci Am*. 1995; 2(6): 16–25.

Boda, M., Nemeth, I. "Decrease in the antioxidant capacity of red blood cells in children with celiac disease." *Acta Paediatr Hung*. 1992; 32(3): 241–55.

Briggs, J., McKerron, C., Souhami, R., Taylor, D., Andrews, H. "Severe systemic infections complicating 'mainline' heroin addiction." *Lancet*. 9 Dez 1967: 1227–8.

Brown, S., Stimmel, B., Taub, R., Kochwa, S., Rosenfield, R. "Immunologic dysfunction in heroin addicts." *Arch Intern Med*. 1974; 134: 1001–6.

Carter, K., Carter, B. *Childbed Fever: A Scientific Biography of Ignaz Semmelweis*. Westport: Greenwood Press, 1994.

Castany, M. A., Nguyen, H. H., Pospisil, M., Fric, P., Tlaskalova-Hogenova, H. "Natural killer cell activity in coeliac disease: Effect of in vitro treatment on effector lymphocytes and/or target lymphoblastoid, myeloid and epithelial cell lines with gliadin." *Folia Microbiol* (Praha). 1995; 40(6): 615–20.

Chang, K., Su, Y., Brent, D., Chang, J. "Isolation of a specific u-Opiate receptor peptide, morphiceptin, from an enzymatic digest of milk proteins." *J Biol Chem*. 1985; 260(17): 9706–12.

Cohen, M. Health and the Rise of Civilization. New Haven: Yale University Press, 1989, 109.

Colquhoun, I., Bunday, S. "A lack of essential fatty acids as a possible cause of hyperactivity in children." *Med Hypotl*. 1981; 7: 673–9.

Cooke, W., Holmes, G. *Coeliac Disease*. Livingstone, Nova York.: Churchill, 1984, 248.

Cuoco, L., Cammarota, G., Tursi, A., Papa, M., Certo, R., Cianci, G., Fedeli, G., Gasbarrini, G. "Disappearance of gastric mucosa-associated lymphoid tissue in coeliac patients after gluten withdrawal." *Scand J Gastroenterol*. 1998; 33(4): 401–5.

Dahele, A., Ghosh, S. "Vitamin B_{12} deficiency in untreated celiac disease." *Am J Gastroenterol*. Mar 2001; 96(3): 745–50.

de Boer, W., Maas, M., Tytgat, G. "Disappearance of mesenteric lymphadenopathy with gluten-free diet in celiac sprue." *J Clin Gastroenterol*. 1993; 16 (4): 317–9.

De Santis, A., Addolorato, G., Romito, A., Caputo, S., Giordano, A., Gambassi, G., Taranto,C., Manna, R., Gasbarrini, G. "Schizophrenic symptoms and SPECT abnormalities in a coeliac patient: Regression after a gluten-free diet." *J Intern Med*. Nov 1997; 242(5): 421–3.

Di Sabatino, A., Bertrandi, E., Casadei Maldini, M., Pennese, F., Proietti, F., Corzza, G. R. "Phenotyping of periperal blood lymphocytes in adult coeliac disease." *Immunology*. 1998; 95(4): 572–6.

Dickey, W., Bodkin, S. "Prospective study of body mass index in patients with coeliac disease." *BMJ*. 7 Nov 1998; 317(7168): 1290.

Dohan, C. "Genetic hypothesis of idiopathic schizophrenia: Its exorphin connection." *Schiz Bull*. 1988; 14(4): 489–94.

Dohan, F. C. "Genetics and idiopathic schizophrenia." *Am J Psych*. 1989;146(11): 1522–3.

Dohan, F. C. "Is celiac disease a clue to the pathogenesis of schizophrenia?" *Mental Hyg*. Out 1969; 53(4): 525–9.

Donahoe, R. M., Falek, A., Madden, J. J., Nicholson, J. K., Bokos, P., Gallegos, K., Veit, R. "Effects of cocaine and other drugs of abuse on immune function." *Adv Exp Med Biol*. 1991; 288: 143-50.

Donaldson, S. S. "Effect of nutrition as related to radiation and chemotherapy." *Nutrition and Cancer*, Winick (ed.). Nova York: Wiley & Sons, 1977, 137-53.

Duesberg, P. *Inventing the AIDS Virus*. Washington, D. C.: Regnery, 1995, 424.

Dwyer, J. T. "Nutrition support of HIV+ patients." *Henry Ford Hosp Med J*. 1991; 39(1): 60-5.

Eaton, B., Konner, M. "Paleolithic nutrition." *NEJM*. 1985; 312(5): 283-9.

Edwards, C., Williams, A., Asquith, P. "Bronchopulmonary disease in coeliac patients." *J Clin Pathol*. Abr 1985; 38(4): 361-7.

Egan, L., Stevens, F., McCarthy, C. "Celiac disease and T cell lymphoma." *NEJM*. 1996; 335(21).

Eisenstein, T., Hilburger, M. "Opioid modulation of immune responses: Effects on phagocyte and lymphoid cell populations." *J Neuroimmunol*. 1998; 83(1-2): 36-44.

Falek, A., Donahoe, R. M., Madden, J. J., Shafer, D. A. "Opiates as immunosuppressive and genotoxic agents." *Adv Exp Med Biol*. 1991; 288: 189-201.

Fasano, A., Not, T., Wang, W., Uzzau, S., Berti, I., Tommasini, A., Goldblum, S. E. "Zonulin, a newly discovered modulator of intestinal permeability and its expression in coeliac disease." *Lancet*. 29 Abr 2000; 355(9214):1518-9.

Fine, Kenneth, M.D. Comunicação pessoal. Jul 2000.

Freier, D., Fuchs, B. "A mechanism of action for morphine-induced immunosuppression: Corticosterone mediates morphine-induced suppression of natural killer cell activity." *JPET*. 1994; 270: 1127-33.

Fukudome, S., Jinsmaa, Y., Matsukawa, T., Sasaki, R., Yoshikawa, M. "Release of opioid peptides, gluten exorphins by the action of pancreatic elastase." *Febs Letts*. 1997; 412: 475-9.

Fukudome, S., Shimatsu, A., Suganuma, H., Yoshikawa, M. "Effect of gluten exorphins A5 and B5 on the post prandial plasma insulin level in conscious rats." *Life Sci*. 1995; 57(7): 729-34.

Fukudome, Yoshikawa, M. "Gluten exorphin C. A novel opioid peptide derived from wheat gluten." *Febs Lets*. 1993 Jan 18; 316(1): 17-9.

Fukudome, S., Yoshikawa, M. "Opioid peptides derived from wheat gluten: Their isolation and characterization." *Febs Lets*. 1992; 296(1): 107–11.

Fundia, A., Gomez, J. C., Maurino, E., Boerr, L., Bai, J. C., Larripa, I., Slavutsky, I. "Chromosome instability in untreated adult celiac disease patients." *Acta Paediatr Suppl*. Maio 1996; 412: 82–4.

Fundia, A. F., Gonzalez Cid MB, Bai, J., Gomez. J. C., Mazure, R., Vazquez, H., Larripa, I. B., Slavutsky, I. R. "Chromosome instability in lymphocytes from patients with celiac disease." *Clin Genet*. Fev 1994; 45(2): 57–61.

Geller, S., Stimmel, B. "Diagnostic confusion from lymphatic lesions in heroin." *Ann Int Med*. 1973, 78: 703–5.

Govitrapong, P., Suttitum, T., Kotchabhakdi, N., Uneklabh, T. "Alterations of immune functions in heroin addicts and heroin withdrawal subjects." *J Pharmacol Exp Ther*. Ago 1998; 286(2): 883–9.

Harper, D., Nisbet, R., Siegert, R. "Dietary gluten and learning to attend to redundant stimuli." *Biol Psychiatry*. 1997; 42: 1060–6.

Harris, P., Ferguson, L. "Dietary fibres may protect or enhance carcinogenesis." *Mutat Res*. 15 Jul 1999; 443(1–2): 95–110.

Harris, P., Garret, R. "Susceptibility of addicts to infection and neoplasia." *NEJM*. 1972; 287(6): 310.

"Hemoptysis, pulmonary infiltrates, and diarrhea in a 36-year-old man." *Am J Med*. Maio 1986; 80(5): 930–8.

Hoggan, R. "Absolutism's hidden message for medical scientism." *Interchange*. 1997; 28(2–3): 18–19.

Hoggan, R. "Considering wheat, rye, and barley proteins as aids to carcinogens." *Med Hypoth*. Set 1997; 49(3): 285–8.

Holmes, G., Prior, P., Lane, M. et al. "Malignancy in coeliac disease — effect of a gluten free diet." *Gut*. 1989; 30: 333–8.

Holmes, G. K. "Celiac disease and malignancy." *J Pediatr Gastroenterol Nutr*. Maio 1997; 24(5): S20–3.

Horvath, K., Graf, L., Walcz, E., Bodanszky, H., Schuler, D. "Naloxone antagonizes effect of alpha-gliadin on leucocyte migration in patients with coeliac disease." *Lancet*. 27 Jul 1985; 2(8448): 184–5.

Huebner, F., Lieberman, K. W., Rubino, R. P., Wall, J. S. "Demonstration of high opioid-like activity in isolated peptides from wheat gluten hydrolysates." *Peptides*. Nov–Dez 1984; 5(6): 1139–47.

Jain, M., Hislop, G., Howe, G., Ghadirian, P. "Plant foods, antioxidants, and prostate cancer risk: Findings from case-control studies in Canada." *Nutr Cancer*. 1999; 34(2): 173–84.

Jameson, S. "Coeliac disease, insulin-like growth factor, bone mineral density, and zinc." *Scand J Gastroenterol*. Ago 2000; 35(8): 894–6.

Johnston, S. D., Watson, R. G. "Small bowel lymphoma in unrecognized coeliac disease: A cause for concern?" *Eur J Gastroenterol Hepatol*. Jun 2000; 12(6): 645–8.

Knivsberg, A. M. "Urine patterns, peptide levels and IgA/IgG antibodies to food proteins in children with dyslexia." *Pediatr Rehabil*. Jan–Mar 1997; 1(1): 25–33.

Kozlowska, Z. E. "Evaluation of mental status of children with malabsorption syndrome after long-term treatment with gluten-free diet (preliminary report)." *Psychiatr Pol*. (Polish) Mar–Abr 1991; 25(2): 130-4.

Kristensen, P., Andersen, A., Irgens, L. "Hormone-dependent cancer and adverse reproductive outcomes in farmers' families — effects of climactic conditions favoring fungal growth in grain." *Scand J Work Environ. Health*. 2000; 26(4):331–7.

Layon, J., Idris, A., Warzynski, M., Sherer, R., Brauner, D., Patch, O., McCulley, D., Orris, P. "Altered T-lymphocyte subsets in hospitalized intravenous drug abusers." *Arch Intern Med*. Jul 1984; 144(7): 1376–80.

Lodyga-Chruscinska, E., Micera, G., Szajdzinska-Pietek, E., Sanna, D. "Copper (II) complexes of opiate-like food peptides." *J Agric Food Chem*. 1998; 46: 115–8.

Lopez, M. C., Huang, D. S., Watzl, B., Chen, G. J., Watson, R. R. "Splenocyte subsets in normal and protein malnourished mice after long-term exposure to cocaine or morphine." *Life Sci*. 1991; 49(17): 1253–62.

Loukas, S., Varoucha, D., Zioudrou, C., Streaty, R., Klee, A. "Opioid activities and structures of a-casein-derived exorphins." *Biochemistry*. 1983;22:4567–73.

Louria, D., Hensle, T., Rose, J. "The major medical complications of heroin addiction." *Ann Int Med.* 1967; 67(1): 1–22.

Maclaurin, B., Cooke, W., Ling, N. "Impaired lymphocyte reactivity against tumour cells in patients with coeliac disease." *Gut.* 1971; 12: 794–800.

Madden, J. J., Falek, A., Donahoe, R., Ketelson, D., Chappel, C. L. "Opiate binding sites on cells of the immune system." *NIDA Res Monogr.* 1991; 105: 103–8.

McDonough, R. J., Madden, J. J., Falek, A., Shafer, D. A., Pline, M., Gordon, D., Bokos, P., Kuehnle, J. C., Mendelson, J. "Alteration of T and null lymphocyte frequencies in the peripheral blood of human opiate addicts: In vivo evidence for opiate receptor sites on T lymphocytes." *J Immunol.* Dez 1980; 125(6): 2539–43.

Meisel, H. "Chemical characterization and opioid activity of an exorphin isolated from in vivo digests of casein." *Febs Letts.* 1986; 196(2): 223–7.

Morley, J. "Food peptides." *JAMA.* 1982; 247(17): 2379–80.

Morley, J., Levine, A., Yamada, T., Gebhard, R., Prigge, W., Shafer, R., Goetz, F., Silvis, S. "Effect of exorphins on gastrointestinal function, hormonal release and appetite." *Gastroenterology.* 1983; 84(6): 1517–23.

Munchau, A., Vogel, P. "Reversible posterior encephalopathy possibly related to coeliac disease: A vitamin-depleted brain?" *Eur Neurol.* 9; 41(4): 232–4.

Murray, J. A. "The widening spectrum of celiac disease." *Am J Clin Nutr.* Mar 1999; 69(3): 354–65.

Mycroft, F., Bernardin, J., Kasarda, D. "MIF-lide sequences in milk and wheat proteins." *N Engl J Med.* 30 Set 1982; 307(14): 895.

Mycroft, F. J., Bhargava, H. N., Wei, E. T. "Pharmacological activities of the MIF-1 analogues Pro-Leu-Gly, Tyr-Pro-Leu-Gly and pareptide." *Peptides.* Nov–Dez 1987; 8(6): 1051–5.

Nebeling, L. C., Lerner, E. "Implementing a ketogenic diet based on medium-chain triglyceride oil in pediatric patients with cancer." *J Am Diet Assoc.* Jun 1995; 95(6): 693–7.

Nebeling, L. C., Miraldi, F., Shurin, S. B., Lerner, E. "Effects of a ketogenic diet on tumor metabolism and nutritional status in pediatric oncology patients: Two case reports." *J Am Coll Nutr.* Abr 1995; 14(2): 202–8.

Nedvidkova, J., Kasafirek, E., Dlavac, A., Felt, V. "Effect of beta-casomorphin and its analog on serum prolactin in the rat." *Exp Clin Endocrinol*. 1985;85(2): 249–52.

Odetti, P., Valentini, S., Aragno, I., Garibaldi, S., Pronzato, M. A., Rolandi, E., Barreca, T. "Oxidative stress in subjects affected by celiac disease." *Free Radical Res*. Jul 1998; 29(1): 17–24.

Oikarinen, A., Raitio, A. "Melanoma and other skin cancers in circumpolar areas." *Int J Circumpolar Health*. Jan 2000; 59(1): 52–56.

Palacio, A., Tamariz, L., Berger, J., Patarca, R. "Enteropathy-associated T-cell lymphoma and its immunocarcinogenic correlates: Case report and review of the literature." *Crit Rev Oncog*. 1998; 9(1): 63–81.

Pirozhkov, S. V., Watson, R. R., Chen, G. J. "Ethanol enhances immunosuppression induced by cocaine." *Alcohol Suppl*. 1993; 2: 75–82.

Quesnel, A., Moja, P., Lucht, F., Touraine, J. L., Pozzetto, B., Genin, C. "Is there IgA of gut mucosal origin in the serum of HIV1 infected patients?" *Gut*. 1994 Jun; 35(6): 803–8.

Quinones-Galvan, A., Lifshitz-Guinzberg, A., Ruiz-Arguelles, G. J. "Gluten-free diet for AIDS-associated enteropathy." *Ann Int Med*. 15 Nov 1990; 113(10): 806–7.

Reading, C., Meillon, R. *Your Family Tree Connection*. New Canaan: Keats, 1988.

Ricca, V., Mannucci, E., Calabro, A., Bernardo, M. D., Cabras, P .L., Rotella, C. M. "Anorexia nervosa and celiac disease: Two case reports." *Int J Eat Disord*. Jan 2000; 27(1): 119–22.

Roe, D. *A Plague of Corn: The Social History of Pellagra*. Ithaca, Nova York: Cornell University Press, 1973.

Sabita, R., Ramakrishanan, S., Loh, H., Lee, N. "Chronic morphine treatment selectively suppresses macrophage colony formation in bone marrow." *Eu J Pharmacol*. 1991; 195: 359–63.

Sailstad, D. M., Boykin, E. H., Slade, R., Doerfler, D. L., Selgrade, M. K. "The effect of a vitamin A acetate diet on ultraviolet radiation-induced immune suppression as measured by contact hypersensitivity to mice." *Photolhem Photobiol*. Dez 2000; 72(6): 766–71.

Schreinemachers, D. "Cancer mortality in four northern wheat-producing states." *Environmental Health Perspectives*. 2000; 108(9): 873–81.

Schusdziarra, V., Henrichs, I., Holland, A., Klier, M., Pfeiffer, E. "Evidence for an effect of exorphins on plasma insulin and glucagon levels in dogs." *Diabetes*. 30 Abr 1981: 362–4.

Schusdziarra, V., Holland, A., Schick, R., de la Fuente, A., Klier, M., Naier, V., Brantl, V., Pfeiffer, E. "Modulation of post-prandial insulin release by ingested opiate-like substances in dogs." *Diabetologia*. 1983; 24: 113–6.

Schusdziarra, V., Schick, R., de la Fuente, A., Holland, A., Brantl, V., Pfeiffer, E. "Effect of beta-casomorphins on somatostatin release in dogs." *Endocrinology*. 1983; 112: 1948–51.

Scott, H., Brandtzaeg, P. "Pathogenesis of food protein intolerance." Acta Paediatr Scand Suppl. 1989; 351: 48–52.

Selby, P. L., Davies, M., Adams, J. E., Mawer, E. B. "Bone loss in celiac disease is related to secondary hyperparathyroidism." *J Bone Miner Res*. Abr 1999; 14(4): 652–7.

Shafer, D. A., Falek, A., Donahoe, R. M., Madden, J. J. "Biogenetic effects of opiates." *Int J Addict*. 1990; 91; 25(1A): 1–18.

Shavit, Y., Depaulis, A., Martin, F. C., Terman, G. W., Pechnick, R. N., Zane, C. J., Gale, R. P., Liebeskind, J. C. "Involvement of brain opiate receptors in the immune-suppressive effect of morphine." Proc Natl Acad Sci USA. Set 1986; 83(18): 7114–7.

Simonati, A., Battistella, P. A., Guariso, G., Clementi, M., Rizzuto, N. "Coeliac disease associated with peripheral neuropathy in a child: A case report." *Neuropediatrics*. Jun 1998; 29(3): 155–8.

Slattery, M. L. "Diet, lifestyle, and colon cancer." *Semin Gastrointest Dis*. Jul 2000; 11(3): 142–6.

Smith, W., Glauser, F., Dearden, L., Wells, I., Novey, H., McRae, D., Reid, J., Newcomb, K. "Deposits of immunoglobulin and complement in the pulmonary tissue of patients with 'heroin lung'." *Chest*. 1978; 73(4): 471–6.

Smyth, P. P., Shering, S. G., Kilbane, M. T., Murray, M. J., McDermott, E. W., Smith, D. F., O'Higgins, N. J. "Serum thyroid peroxidase autoantibodies, thyroid volume, and outcome in breast carcinoma." *J Clin Endocrinol Metab*. Ago 1998; 83(8): 2711–6.

Sollid, L. M. "Molecular basis of celiac disease." *Ann Rev Immunol.* 2000; 18: 53–81.

Stazi, A. V., Mantovani, A. "A risk factor for female fertility and pregnancy: Celiac disease." *Gynecol Endocrinol.* Dez 2000; 14(6): 454–63.

Stevens, F. M., Connolly, C. E., Murray, J. P., McCarthy, C. F. "Lung cavities in patients with coeliac disease." *Digestion.* 1990; 46(2): 72–80.

Stokes, P. L., Prior, P., Sorahan, T. M., McWalter, R. J., Waterhouse, J. A., Cooke, W. T. "Malignancy (in relatives of patients with coeliac disease)." *Br J Prev Soc Med.* Mar 1976; 30(1): 17–21.

Swinson, C., Coles, E., Slavin, G., Booth, C. "Coeliac disease and malignancy." *Lancet.* 1983; 1(8316): 111–5.

Tanchou, S. "Statistics of Cancer." *Lancet.* 5 Ago 1843; 593.

Tigh, M., Ciclitira, P. "The implications of recent advances in coeliac disease." *Acta Paediatr.* 1993; 82: 805–10.

Tisdale, M. J., Brennan, R. A. "A comparison of long-chain triglycerides and medium-chain triglycerides on weight loss and tumour size in a cachexia model." *Br J Cancer.* Nov 1988; 58(5): 580–3.

Tortora, Anagnostakos. *Principles of Anatomy and Physiology*, 6 ed. Nova York: Harper & Row, 1990, 674.

Toscano, V., Conti, F. G., Anastasi, E., Mariani, P., Tiberti, C., Poggi, M., Montuori, M., Monti, S., Laureti, S., Cipolletta, E., Gemme, G., Caiola, S., Di Mario, U., Bonamico, M. "Importance of gluten in the induction of endocrine autoantibodies and organ dysfunction in adolescent celiac patients." *Am J Gastroenterol.* Jul 2000; 95(7): 1742–8.

Vahidy, R., Akbar, S. "Lymphocyte sub-populations in a group of heroin addicts in Pakistan." *Ann Acad Med Singapore.* 1990; 19(6): 823–6.

Vineis, P., Crosignani, P., Sacerdote, C., Fontana, A., Masala, G., Miligi, L., Nanni, O., Ramazzotti, V., Rodella, S., Stagnaro, E., Tumino, R., Vigano, C., Vindigni, C., Costantini, A. S. "Haematopoietic cancer and medical history: A multicentre case control study." *J Epidemiol Community Health.* Jun 2000; 54(6): 431–6.

Wadley, G., Martin, A. "The origins of agriculture — a biological perspective and a new hypothesis." *Australian Biologist.* 1993; 6: 96–105.

Wood, N. C., Hamilton, I., Axon, A. T., Khan, S. A., Quirke, P., Mindham, R. H., McGuigan, K., Prison, H. M. "Abnormal intestinal permeability: An etiological factor in chronic psychiatric disorders?" *Br J Psychiat*. Jun 1987; 150: 853–6.

Wright, D., Jones, D., Clark, H., Mead, G., Hodges, E., Howell, W. "Is adult-onset coeliac disease due to a low-grade lymphoma of intraepithelial T lymphocytes?" *Lancet*. 1991; 337(8 Jun): 1373–4.

Wright, D., Jones, D., Mead, G. "Coeliac disease and lymphoma." *Lancet*. 1991; 337: 1373.

Wright, D. "The major complications of coeliac disease." *Baillieres Clin Gastroenterol*. Jun 1995; 9(2): 351–69.

Zioudrou, C., Streaty, R., Klee, W. "Opioid peptides derived from food proteins. *J Biol. Chem*. 1979; 254: 2446–9.

Capítulo 7

Atkinson, M. A., Eisenbarth, G. S. "Type 1 diabetes: New perspectives on disease pathogenesis and treatment." *Lancet*. 21 Jul 2001; 358(9277): 221–9.

Borg, A. A., Dawes, P. T., Swan, C. H., Hothersall, T. E. "Persistent monoarthritis and occult coeliac disease." *Postgrad Med J*. Jan 1994; 70(819): 51–53.

Bourne, Ann. Rheum Dis 1985; Bugnato Rheumatol Int 2000; *Slot Locht Scand J Rheumatol*. 2000; *Evron J Rheumatol*. 1996; Chakravarty & Scott br. *J Rheumatol*. 1992.

Collin, P., Salmi, J., Hallstrom, O., Reunala, T., Pasternack, A. "Autoimmune thyroid disorders and coeliac disease." *Eur J Endocrinol*. Fev 1994; 130(2): 137–40.

Cooke, Holmes. *Coeliac Disease*. Livingstone, Nova York: Churchill, 1984.

Cordain, L., Toohey, L., Smith, M. J., Hickey, M. S. "Modulation of immune function by dietary lectins in rheumatoid arthritis." *Br J Nutr*. Mar 2000; 83(3): 207–17.

Cuoco, L., Certo, M., Jorizzo, R. A., DeVitis, I., Tursi, A., Papa, A., De Marinis, L., Fedeli, P., Fedeli, G., Gasbarrini, G. "Prevalence and early diagnosis of coeliac disease in autoimmune thyroid disorders." *Ital J Gastroenterol Hepatol*. Maio 1999; 31(4): 283–7.

Cuoco, L., Jorizzo, R. A., De Vitis, I., Cammarota, G., Fedeli, G., Gasbarrini, G. "Celiac disease and autoimmune endocrine disorders." *Dig Dis Sci*. Jul 2000; 45(7): 1470–1.

de Vos, R. J., de Boer, W. A., Haas, F. D. "Is there a relationship between psoriasis and coeliac disease?" *J Intern Med*. Jan 1995; 237(1): 118.

Falcini, F., Ferrari, R., Simonini, G., Calabri, G. B., Pazzaglia, A., Lionetti, P. "Recurrent monoarthritis in an 11-year-old boy with occult coeliac disease. Successful and stable remission after gluten-free diet." *Clin Exp Rheumatol*. Jul–Ago 1999; 17(4): 509–11.

Hagander, B., Berg, N. O., Brandt, L., Norden, A., Sjolund, K., Stenstam, M. "Hepatic injury in adult coeliac disease." *Lancet*. 6 Ago 1977; 2(8032): 270–2.

Horvath, K., Mehta, D. I. "Celiac disease — a worldwide problem." *Indian J Pediatr*. 6 Out 2000; 67(10): 757–63.

Imramovska, M., Benes, Z., Krupickova, S., Tlaskalova-Hogenova, H. "Occurrence of IgA and IgG autoantibodies to calreticulin in coeliac disease and various autoimmune diseases." *J Autoimmun*. 15 Dez 2000; 15(4): 441–9.

Kaukinen, K., Collin, P., Mykkanen, A. H., Partanen, J., Maki, M., Salmi, J. "Celiac disease and autoimmune endocrinologic disorders." *Dig Dis Sci*. Jul 1999; 44(7):1428–33.

Kjeldsen-Kragh, J., Haugen, M., Borchgrevink, C. F., Laerum, E., Eek, M., Mowinkel, P., Hovi, K., Forre, O. "Controlled trial of fasting and one-year egetarian diet in rheumatoid arthritis." *Lancet*. 12 Out 1991; 38(8772): 899–902.

Lepore, L., Martelossi, S., Pennesi, M., Falcini, F., Ermini, M. L., Ferrari, R., Perticarari, S., Presani, G., Lucchesi, A., Lapini, M., Ventura, A. "Prevalence of celiac disease in patients with juvenile chronic arthritis." *J Pediatr*. Ago 1996; 129(2): 311–3.

Lepore, L., Pennesi, M., Ventura, A., Torre, G., Falcini, F., Lucchesi, A., Perticarari, S. "Anti-alpha-gliadin antibodies are not predictive of celiac disease in juvenile chronic arthritis." *Acta Paediatr*. Jun–Jul 1993; 82(6–7): 569–73.

Lubrano, E., Ciacci, C., Ames, P. R., Mazzacca, G., Oriente, P., Scarpa, R. "The arthritis of coeliac disease: Prevalence and pattern in 200 adult patients." *Br J Rheumatol.* Dez 1996; 35(12): 1314–8.

Luzi, L., Perseghin, G., Brendel, M. D., Terruzzi, I., Battezzati, A., Eckhard, M., Brandhorst, D., Brandhorst, H., Friemann, S., Socci, C., Di Carlo, V., Piceni Sereni, L., Benedini, S., Secchi, A., Pozza, G., Bretzel, R. G. "Metabolic effects of restoring partial beta-cell function after islet allotransplantation in type 1 diabetic patients." *Diabetes.* Fev 2001; 50(2): 277–82.

Michaelsson, G., Gerden, B. "How common is gluten intolerance among patients with psoriasis?" *Acta Derm Venereol.* 1991; 71(1): 90.

Michaelsson, G., Gerden, B., Hagforsen, E., Nilsson, B., Pihl-Lundin, I., Kraaz, W., Hjelmquist, G., Loof, L. "Psoriasis patients with antibodies to gliadin can be improved by a gluten-free diet." *Br J Dermatol.* Jan 2000; 142(1): 44–51.

Natter, S., Granditsch, G., Reichel, G. L., Baghestanian, M., Valent, P., Elfman, L., Gronlund, H., Kraft, D., Valenta, R. "IgA cross-reactivity between a nuclear autoantigen and wheat proteins suggests molecular mimicry as a possible pathomechanism in celiac disease." *Eur J Immunol.* Mar 2001; 31(3): 918–28.

O'Farrelly, C., Marten, D., Melcher, D., McDougall, B., Price, R., Goldstein, A. J., Sherwood. R., Fernandes, L. "Association between villous atrophy in rheumatoid arthritis and a rheumatoid factor and gliadin-specific IgG." *Lancet.* 8 Out 1988; 2(8615): 819–22.

O'Farrelly, C., Price, R., McGillivray, A. J., Fernandes, L. "IgA rheumatoid factor and IgG dietary protein antibodies are associated in rheumatoid arthritis." *Immunol Invest.* Jul 1989; 18(6): 753–64.

Paimela, L., Kurki, P., Leirisalo-Repo, M., Piirainen, H. "Gliadin immune reactivity in patients with rheumatoid arthritis." *Clin Exp Rheumatol.* Set–Out 1995; 13(5): 603–7.

Pellegrini, G., Scotta, M. S., Soardo, S., Avanzini, M. A., Ravelli, A., Burgio, G. R., Martini, A. "Elevated IgA anti-gliadin antibodies in juvenile chronic arthritis." *Clin Exp Rheumatol.* Nov–Dez 1991; 9(6): 653–6.

Sategna-Guidetti, C., Volta, U., Ciacci, C., Usai, P., Carlino, A., De Franceschi, L., Camera, A., Pelli, A., Brossa, C. "Prevalence of thyroid disorders in untreated adult celiac disease patients and effect of gluten withdrawal: An Italian multicenter study." *Am J Gastroenterol*. Mar 2001; 96(3): 751–7.

Scott, F. W. "Food-induced type 1 diabetes in the BB rat." *Diabetes Metab Rev*. Dez 1996; 12(4): 341–59.

Scott, F. W., Cloutier, H. E., Kleemann, R., Woerz-Pagenstert, U., Rowsell, P., Modler, H. W., Kolb, H. "Potential mechanisms by which certain foods promote or inhibit the development of spontaneous diabetes in BB rats: Dose, timing, early effect on islet area, and switch in infiltrate from Th1 to Th2 cells." *Diabetes*. Abr 1997; 46(4): 589–98.

Sjöberg, K., Lindgren, S., Eriksson, S. "Frequent occurrence of nonspecific gliadin antibodies in chronic liver disease. Endomysial but not gliadin antibodies predict coeliac disease in patients with chronic liver disease." *Scand J Gastroenterol*. Nov 1997; 32(11): 1162–7.

Toscano, V., Conti, F. G., Anastasi, E., Mariani, P., Tiberti, C., Poggi, M., Montuori, M., Monti, S., Laureti, S., Cipolletta, E., Gemme, G., Caiola, S., Di Mario, U., Bonamico, M. "Importance of gluten in the induction of endocrine autoantibodies and organ dysfunction in adolescent celiac patients." *Am J Gastroenterol*. Jul 2000; 95(7): 1742–8.

Tuckova, L., Tlaskalova-Hogenova, H., Farre, M. A., Karska, K., Rossmann, P., Kolinska, J., Kocna, P. "Molecular mimicry as a possible cause of autoimmune reactions in celiac disease? Antibodies to gliadin cross-react with epitopes on enterocytes." *Clin Immunol Immunopathol*. Fev 1995; 74(2): 170–6.

Unsworth, D. J., Walker-Smith, J. A. "Autoimmunity in diarrheal disease." *J Pediatr Gastroenterol Nutr*. Jun 1985; 4(3): 375–80.

Vajro, P., Fontanella, A., Mayer, M., De Vincenzo, A., Terracciano, L. M., D'Armiento, M., Vecchione, R. "Elevated serum aminotransferase activity as an early manifestation of gluten-sensitive enteropathy." *J Pediatr*. Mar 1993; 122(3): 416–9.

Ventura, A., Magazzu, G., Greco, L. "Duration of exposure to gluten and risk for autoimmune disorders in patients with celiac disease. SIGEP Study Group for Autoimmune Disorders in Celiac Disease." *Gastroenterology.* Ago 1999; 117(2): 297–303.

Volta, U., De Franceschi, L., Lari, F., Molinaro, N., Zoli, M., Bianchi, F. B. "Coeliac disease hidden by cryptogenic hypertransaminasaemia." *Lancet.* 4 Jul 1998; 352(9121): 26–29.

Volta, U., De Franceschi, L., Molinaro, N., Cassani, F., Muratori, L., Lenzi, M., Bianchi, F. B., Czaja, A. J. "Frequency and significance of anti-gliadin and anti-endomysial antibodies in autoimmune hepatitis." *Dig Dis Sci.* Out 1998; 43(10): 2190–5.

Winer, S., Astsaturov, I., Cheung, R., Gunaratnam, L., Kubiak, V., Cortez, M. A., Moscarello, M., O'Connor, P. W., McKerlie, C., Becker, D. J., Dosch, H. M. "Type I diabetes and multiple sclerosis patients target Islet plus central nervous system autoantigens; nonimmunized nonobese diabetic mice can develop autoimmune encephalitis." *J Immunol.* 15 Fev 2001; 166(4): 2831–41.

Capítulo 8

Corazza, G. R., Di Sario, A., Cecchetti, L., Tarozzi, C., Corrao, G., Bernardi, M., Gasbarrini, G."Bone mass and metabolism in patients with celiac disease." *Gastroenterology.* Jul 1995; 109(1): 122–8.

Feskanich, D., Weber, P., Willett, W. C., Rockett, H., Booth, S. L., Colditz, G. A. "Vitamin K intake and hip fractures in women: A prospective study." *Am J Clin Nutr.* Jan 1999; 69(1): 74–79.

Kemppainen, T., Kroger, H., Janatuinen, E., Arnala, I., Lamberg-Allardt, C., Karkkainen, M., Kosma, V. M., Julkunen, R., Jurvelin, J., Alhava, E., Uusitupa, M. "Bone recovery after a gluten-free diet: A 5-year follow-up study." *Bone.* Set 1999; 25(3): 355–60.

National Osteoporosis Foundation. Disponível em: http://www.nof.org/osteoporosis/stats.htm.

Wortsman, J., Kumar, V. "Case report: Idiopathic hypoparathyroidism coexisting with celiac disease: Immunologic studies." *Am J Med Sci.* Jun 1994; 307(6): 420–7.

Capítulo 9

Battistella, P. A., Mattesi, P., Casara, G. L., Carollo, C., Condini, A., Allegri, F., Rigon, F. "Bilateral cerebral occipital calcifications and migraine-like headache." *Cephalalgia*. Jun 1987; 7(2): 125–9.

Bostwick, H. E., Berezin, S. H., Halata, M. S., Jacobson, R., Medow, M. S. "Celiac disease presenting with microcephaly." *J Pediatr*. Abr 2001; 138(4): 589–92.

Bye, A. M., Andermann, F., Robitaille,Y., Oliver, M., Bohane, T., Andermann, E. "Cortical vascular abnormalities in the syndrome of celiac disease, epilepsy, bilateral occipital calcifications, and folate deficiency." *Ann Neurol*. Set 1993; 34(3): 399–403.

Cernibori, A., Gobbi, G. "Partial seizures, cerebral calcifications and celiac disease." *Ital J Neurol Sci*. Abr 1995; 16(3): 187–91.

Challacombe, D. N., Wheeler, E. E. "Are the changes of mood in children with coeliac disease due to abnormal serotonin metabolism?" *Nutr Health*. 1987; 5(3–4): 145–52.

Collin, P., Pirttila, T., Nurmikko, T., Somer, H., Erila, T., Keyrilainen, O. "Celiac disease, brain atrophy, and dementia." *Neurology*. Mar 1991; 41(3): 372–5.

Colquhoun, I., Bunday, S. "A lack of essential fatty acids as a possible cause of hyperactivity in children." *Med Hypoth*. Maio 1981; 7(5): 673–9.

Corvaglia, L., Catamo, R., Pepe, G., Lazzari, R., Corvaglia, E. "Depression in adult untreated celiac subjects: Diagnosis by the pediatrician." *Am J Gastroenterol*. Mar 1999; 94(3): 839–43.

Cronin, C. C., Jackson, L. M., Feighery, C., Shanahan, F., Abuzakouk, M., Ryder, D. Q., Whelton, M., Callaghan, N. "Coeliac disease and epilepsy." *QJM*. Abr 1998; 91(4): 303–8.

De Santis, A., Addolorato, G., Romito, A., Caputo, S., Giordano, A., Gambassi, G., Taranto, C., Manna, R., Gasbarrini, G. "Schizophrenic symptoms and SPECT abnormalities in a coeliac patient: Regression after a gluten-free diet." *J Intern Med*. Nov 1997; 242(5): 421–3.

Dohan, F. "An internist looks at schizophrenia." *Medical Affairs*. 1972. Universidade da Pensilvânia, 163, 7–11.

Dohan, F., Grassberger, J., Lowell, F., Johnson, H., Arbegast, A. "Relapsed schizophrenics: More rapid improvement on a milk-and-cereal-free diet." *Brit J Psych.* 1969; 115: 595–6.

Gibbons, R. "The Coeliac Affection in Children." *Edinburgh Medical Journal.* 1889; XXXV (IV): 321–30.

Gobbi, G., Bouquet, F., Greco, L., Lambertini, A., Tassinari, C. A., Ventura, A., Zaniboni, M. G. "Coeliac disease, epilepsy, and cerebral calcifications. The Italian working group on coeliac disease and epilepsy." *Lancet.* 22 Ago 1992; 340(8817): 439–43.

Grech, P., Richards, J., McLaren, S., Winkelman, J. "Psychological sequelae and quality of life in coeliac disease." *J Pediatr Gastroenterol Nutr.* 2000; 31(Suppl. 3): S4.

Hadjivassiliou, M., Gibson, A., Davies-Jones, G. A., Lobo, A. J., Stephenson, T. J., Milford-Ward, A. "Does cryptic gluten sensitivity play a part in neurological illness?" *Lancet.* 10 Fev 1996; 347(8998): 369–71.

Hadjivassiliou, M., Grunewald, R. A., Davies-Jones, G. A. "Idiopathic cerebellar ataxia associated with celiac disease: Lack of distinctive neurological features." *J Neurol Neurosurg Psych.* 6 Ago 1999; 67(2): 257.

Hadjivassiliou, M., Grunewald, R. A., Lawden, M., Davies-Jones, G. A., Powell, T., Smith, C. M. "Headache and CNS white matter abnormalities associated with gluten sensitivity." *Neurology.* 13 Fev 2001; 56(3): 385–8.

Hernandez, M. A., Colina, G., Ortigosa, L. "Epilepsy, cerebral calcifications and clinical or subclinical coeliac disease. Course and follow-up with gluten-free diet." *Seizure.* Fev 1998; 7(1): 49–54.

Holmes, G. K. "Non-malignant complications of coeliac disease." *Acta Paediatr Suppl.* Maio 1996; 412: 68–75.

Horvath, K., Papadimitriou, J. C., Rabsztyn, A., Drachenberg, C., Tildon, J. T. "Gastrointestinal abnormalities in children with autistic disorder." *J Pediatr.* 1999; 135: 559–63.

Knivsberg, A. M. "Urine patterns, peptide levels and IgA/IgG antibodies to food proteins in children with dyslexia." *Pediatr Rehabil.* Jan–Mar 1997; 1(1): 25–33.

Kozlowska, Z. E. [Evaluation of mental status of children with malabsorption syndrome after long-term treatment with gluten-free diet (preliminary report)]. *Psychiatr Pol.* Mar–Abr 1991; 25(2): 130–4.

Kristoferitsch, W., Pointner, H. "Progressive cerebellar syndrome in adult coeliac disease." *J Neurol.* Fev 1987; 234(2): 116–8.

La Mantia, L., Pollo, B., Savoiardo, M., Costa, A., Eoli, M., Allegranza, A., Boiardi, A., Cestari, C. "Meningocortical calcifying angiomatosis and celiac disease." *Clin Neurol Neurosurg.* Set 1998; 100(3): 209–15.

Lea, M. E., Harbord, M., Sage, M. R. "Bilateral occipital calcification associated with celiac disease, folate deficiency, and epilepsy." *AJNR Am J Neuroradiol.* Ago 1995; 16(7): 1498–500.

Macdonald, C. E., Playford, R. J. "Iron deficiency anaemia and febrile convulsions and coeliac disease." *BMJ.* 9 Nov 1996; 313(7066): 1205.

MacDougall, R. "My Fight Against Multiple Sclerosis." *Regencies*, Inc., 1980.

Magaudda, A., Dalla Bernardina, B., De Marco, P., Sfaello, Z., Longo, M., Colamaria, V., Daniele, O., Tortorella, G., Tata, M. A., Di Perri, R. et al. "Bilateral occipital calcification, epilepsy and coeliac disease: Clinical and neuroimaging features of a new syndrome." *J Neurol Neurosurg Psych.* Ago 1993; 56(8): 885–9.

Manikam, R. "Behavioral medicine approaches to celiac disease." *J Pediatr Gastroenterol Nutr.* 2000; 31(Suppl. 3): S9.

Marziani, E., Pianaroli, A. "Celiac disease in a 3-year-old child: Psychological issues can often divert diagnosis." *J Pediatr Gastroenterol Nutr.* 2000; 31 (Suppl. 3): S14.

Matheson, N. A. "Letter: Multiple sclerosis and diet." *Lancet.* 5 Out 1974; 2 (7884): 831.

Matthews-Larson, J. *Seven Weeks to Sobriety.* Nova York: Fawcett Columbine, 1992, 32–41.

Moss, G. *Mental Disorders in Antiquity, Diseases in Antiquity.* Brothwell & Sandison (eds). Springfield: Thomas, 1967; (55), 716.

Mustalahti, K., Lohiniemi, S., Collin, P., Maki, M. "Improving quality of life of silent celiac disease (CD) patients during gluten-free diet warrants screening." *J Pediatr Gastroenterol Nutr.* 2000; 31(Suppl. 3): S7.

Paul, K., Todt, J., Eysold, R. [EEG research findings in children with celiac disease according to dietary variations]. Zeitschrift der Klinische Medizin. 1985; 40: 707–9.

Pratesi, R., Gandolfi, L., Friedman, H., Farage, L., de Castro, C. A., Catassi, C. "Serum IgA antibodies from patients with coeliac disease react strongly with human brain blood-vessel structures." *Scand J Gastroenterol.* Ago 1998; 33(8): 817–21.

Reichelt, K. L., Hole, K., Hamberger, A., Saelid, G., Edminson, P. D., Braestrup, C. B., Lingjaerde, O., Ledaal, P., Orbeck, H. "Biologically active peptide-containing fractions in schizophrenia and childhood autism." *Adv Biochem Psychopharmacol.* 1981; 28: 627–43.

Reichelt, K. L., Stensrud, M. "Increase in urinary peptides prior to the diagnosis of schizophrenia." *Schizophr Res.* 30 Nov 1998; 34(3): 211–3.

Reichelt, K. L., Teigland-Gjerstad, B. "Decreased urinary peptide excretion in schizophrenic patients after neuroleptic treatment." *Psychiatry Res.* 29 Set 1995; 58(2): 171–6.

Revnova, M., Homan, L. "Clinical aspects of coeliac disease (CD) in children in Russia." *J Pediatr Gastroenterol Nutr.* 2000; 31(Suppl. 3): S6.

Rostami, K., Leyten, Q. "Epilepsy resulted from folic acid/vitamin B_{12} deficiency caused by celiac disease." *J Pediatr Gastroenterol Nutr.* 2000; 31 (Supp 3): S6.

Singh, M., Kay, S. "Wheat gluten as a pathogenic factor in schizophrenia." *Science.* 1976; 191: 401–2.

Thibault, L., Coulon, J., Roberge, C. "Changes in serum amino acid content and dopamine-B-hydroxylase activity and brain neurotransmitter interaction in cats fed casein with or without gluten or gliadin." *J Clin Biochem Nutr.* 1988; 4: 209–221.

Trygstad, O. E., Reichelt, K. L., Foss, I., Edminson, P. D., Saelid, G., Bremer, J., Hole, K., Orbeckm H., Johansen, J. H., Boler, J. B., Titlestad, K., Opstad, P. K. "Patterns of peptides and protein-associated-peptide complexes in psychiatric disorders." *Br J Psychiat.* Jan 1980; 136: 59–72.

Wakefield et al. "New variant of IBD observed in children with developmental disorders." *Am J Gastroenterol.* 2000; 95: 2154–6, 2285–95.

Yacyshyn, B., Meddings, J., Sadowski, D., Bowen-Yacyshyn, M. B. "Multiple sclerosis patients have peripheral blood CD45RO+ B cells and increased intestinal permeability." *Dig Dis Sci.* Dez 1996; 41(12): 2493–8.

Capítulo 10

"A 37-year-old woman with liver disease and recurrent diarrhea." *N Engl J Med.* 11 Nov 1999; 341(20): 1530–7.

Case records of the Massachusetts General Hospital. *Weekly clinicopathological exercises.* Case 34-1999.

Dohan, F., Grassberger, J., Lowell, F., Johnson, H., Arbegast, A. "Relapsed schizophrenics: More rapid improvement on a milk-and-cereal-free diet." *Brit J Psych.* 1969; 115: 595–6.

Fhahdazkhani, B., Maghari, M., Nasseri Moghaddam, S., Kamalin, N., Sotoudeh, M., Minapour, M., Malekzadeh, R. "Prevalence of celiac disease among Iranian patients with chronic diarrhea." Abstract #3 *JPGN.* Set 2000; 31: S3–S29.

Fine, K. D., Do, K., Schulte, K., Ogunji, F., Guerra, R., Osowski, L., McCormack, J. "High prevalence of celiac sprue-like HLA-DQ genes and enteropathy in patients with the microscopic colitis syndrome." *Am J Gastroenterol.* Ago 2000; 95(8): 1974–82.

Koninckx, C. R., Giliams, J. P., Polanco, I., Pena, A. S., "IgA antigliadin antibodies in celiac and inflammatory bowel disease." *J Pediatr Gastroenterol Nutr.* Nov 1984; 3(5): 676–82.

Murray, J. Road to Wellness. National Conference of the Canadian Celiac Association. Maio 1999.

Sanders, D., Carter, M., Dharan, M., Miford-Ward, A., McAlindon, M., Lobo, A. "The prevalence of celiac disease in irritable bowel syndrome." Abstract #76 *JPGN.* Set 2000; 31: S3–S29.

Stenner, P. H., Dancey, C. P., Watts, S. "The understanding of their illness amongst people with irritable bowel syndrome: A Q methodological study." *Soc Sci Med.* Ago 2000; 51(3): 439–52.

Vahedi, H., Minapoor, M., Malekzadeh, R. "Should IBS patients be screened for celiac disease?" Abstract #2 *JPGN.* Set 2000; 31: S3–S29.

Capítulo 11

Ackerson, Resnick. "The effects of l-glutamine, n-acetyl-d-glucosamine, gammalinoleic acid and gamma oryzanol on intestinal permeability." *Townsend Letter for Doctors*. Jan 1993.

Belli et al. "Chronic intermittent elemental diet improves failure in children with Crohn's disease." *Gastroenterology*. 1988; vol. 94: 603-10.

Bodvarsson, S., Jonsdottir, I., Freysdottir, J., Leonard, J. N., Fry, L., Valdimarsson, H. "Dermatitis herpetiformis an autoimmune disease due to cross-reaction between dietary glutenin and dermal elastin?" *Scand J Immunol*. Dez 1993; 38(6): 546–50.

Byrne et al. "Growth hormone, glutamine and fiber enhance adaptation of remnant bowel following massive intestinal resection." *Surg Forum 43*. 1992; 151–3.

De Blaauw, I. et al. "Glutamine depletion and increased gut permeability in non-anorectic, non-weight-losing tumor-bearing rats." *Gastroenterology*. Jan 1997; 112(1): 118–26.

De Vincenzi, M., Luchetti, R., Peruffo, A. D., Curioni, A., Pogna, N. E., Gasbarrini, G. "In vitro assessment of acetic-acid-soluble proteins (glutenin) toxicity in celiac disease." *J Biochem Toxicol*. 1996; 11(4): 205–10.

Elia, M., Lunn, P. G. "The use of glutamine in the treatment of gastrointestinal disorders in man. *Nutrition*. Jul 1997; 13(7–8): 743–7.

Furst, P. et al. "Glutamine dipeptides in clinical nutrition." *Nutrition*. 1997: 13 (7/8): 731–7.

Komatsu, S., Hiranom H. "Rice seed globulin: A protein similar to wheat seed glutenin." *Phytochemistry*. Out 1992; 31(10): 3455–9.

Li, J. et al. "Glutamine prevents parenteral nutrition-induced increases in intestinal permeability." *Journal of Parenteral and Enteral Nutrition*. 1994; 18: 3030–307.

MacBurney, M. B. A. et al. "A cost-evaluation of glutamine-supplemented parenteral nutrition in adult bone marrow transplant patients." *J Am Diet Assoc*. Nov 1994; 94(11): 1263–6.

Messing, B. et al. "Whole-body protein metabolism assessed by leucine and glutamine kinetics in adult patients with active celiac disease." *Metabolism*. Dez 1998, 47:12, 1429–33.

Neu, J. "Enteral glutamine supplementation for very low birth weight infants decreases morbidity." *J Pediatr*. 1997; 131: 691–9.

Van de Wal, Y., Kooy, Y. M., van Veelen, P., Vader, W., August, S. A., Drijfhout, J. W., Pena, S. A., Koning, F. "Glutenin is involved in the gluten-driven mucosal T cell response." *Eur J Immunol*. Out 1999; 29(10): 3133–9.

Van der Hulst, R. R. W. J. et al."Glutamine and intestinal immune cells in humans." *Journal of Parenteral and Enteral Nutrition*. 1997; 21(6): 310–5.

Windmueller, H. G., Spaeth, A. E. "Identification of ketone bodies and glutamine as the major respiratory fuels in vivo for post-absorptive rat small intestine." *J Biol Chem*. 1978; 253: 69–76.

Apêndice E

Anderson, C. "The evolution of a successful treatment for coeliac disease."Marsh M. (ed.). *Blackwell Scientific*. 1992: 1–16.

Dicke, W. K. Coeliac disease: Investigation of the harmful effects of certain types of cereal on patients suffering from coeliac disease. Ph.D. tese de Medicina da Universidade de Utrecht. 1950, transl. C. J. *Mulder*, 1 Jun 1993.

Dohan, F. An Internist looks at schizophrenia. *Medical Affairs*. Universidade da Pensilvânia, verão, 1972; 163.

Dohan, F., Grasberger, J., Lowell, F., Johnston, H., Arbegast, A. "Relapsed schizophrenics: More rapid improvement on a milk-and-cereal-free diet." *Brit J Psychiat*. 1969; 115: 595–6.

Dohan, F., Harper, E., Clark, M., Rodrigue, R., Ziagas,V. "Is schizophrenia rare if grain is rare?" *Biol Psychiatry*. 1984; 19(3): 385–99.

Erasmus, U. *Fats that Heal, Fats that Kill*. Vancouver, Canadá: Alive Books, 1996.

Gibbons, R. "The coeliac affection in children." *Edinburgh Medical Journal*. Out 1889; XXXV(IV): 321–30.

Holmes, G., Prior, P., Lane, M. et al. "Malignancy in coeliac disease — effect of a gluten free diet." *Gut*. 1989; 30: 333–8.

Landis, S., Murray, T., Bolden, S., Wingo, P. "Cancer Statistics 1999." *CA Cancer J. Clin*. 1999; 49(8): 8–31.

Papp, K. P. Dermatitis Herpetiformis. Canadian Celiac Association National Conference. Kitchener, Ontario. 30 de maio de 1998.

Ruffin, J., Carter, D., Johnston, D., Baylin, G. "Gluten-free diet for nontropical sprue." *JAMA*. 6 de abril de 1964: 162–4.

Sandison, A. Degenerative Vascular Diseases in Antiquity. Brothwell & Sandison (eds.). Springfield: Thomas, 1967: 478.

Singh, M., Kay, S. "Wheat gluten as a pathogenic factor in schizophrenia." *Science*. 1976; 191: 401–2.

Stefansson, V. *Cancer: Disease of Civilization?* Nova York: Hill & Wang, 1960, 26.

Swinson, C., Coles, E., Slavin, G., Booth, C. "Coeliac disease and malignancy." *Lancet*. 1983; 1(8316): 111–5.

Tanchou, S. "Statistics of Cancer." *Lancet*. 1843; Ago 5: 593–4.

Van Berge-Henegouwen, Mulder, C. J. J. "Pioneer in the gluten free diet: Willem-Karel Dicke 1905–1962, over 50 years of gluten free diet." *Gut*. 1993; 34: 1473–5.

Ventura, A., Magazzu, G., Greco, L. "Duration of exposure to gluten and risk for autoimmune disorders in patients with celiac disease." *Gastroenterology*. 1999; 117: 297–303.

Wallace, A., Dohan, F. Curtis. "Medical Researcher." *Philadelphia Inquirer*. Quinta-feira, 14 Nov 1991.

Zioudrou, C., Streaty, R., Klee, W. "Opioid peptides derived from food proteins." *J Biol. Chem*. 1979; 254: 2446–9.

Outras fontes

Carter, K., Carter, B. *Childbed Fever*. Westport: Greenwood Press, 1994.

Cohen, M. N. "The significance of long-term changes in human diet and food economy". In Harris, M., Ross, E. (eds). *Food and Evolution: Toward a Theory of Human Food Habits*. Filadélfia: Temple University Press. 1987, 261–88.

Embry, A. F., Snowdon, L. R., Vieth, R. "Vitamin D and seasonal fluctuations of gadolinium-enhancing magnetic resonance imaging lesions in multiple sclerosis." *Ann Neurol*. Ago 2000; 48(2): 271–2.

Grmek, Mirko D. *Diseases in the Ancient Greek World*. Trad. por Muellner & Muellner. Baltimore: Johns Hopkins University Press, 1989.
Sigerist, Henry E. Civilization and Disease. Chicago: Phoenix Books, Editora da Universidade de Chicago, 1965 (créditos de Latour e Pasteur com grande parte da teoria dos germes, ignorando completamente a enorme contribuição de Semmelweiss).

Índice remissivo

absorção, 117
absorção de açúcar, exame de, 90-91
ácidos graxos essenciais, 111
acompanhamento, 37-9
aconselhamento, 102-3
açúcar, 112
aditivos, 126-7
adolescentes, 112
afastar os sintomas, 199
agentes da doença não relacionados ao glúten, 55, 232-3
agricultura, 46-8
água, 113
alcoolismo, 175-6
alergias alimentares, 38, 104, 144, 189-90, 204
   múltiplas, 112-3
   tardias, 112-3
alergias respiratórias, 79
alimentos orgânicos, 110

alucinações, 177
amaranto, 205
ambiente doméstico sem glúten, 104
amendoins, 113
American Journal of Clinical Nutrition (jornal), 162
amido de trigo, 125-6
aminoácidos, 53, 144
análise de DNA, 50
anormalidades da insulina, 140
anticorpos, 54, 91-5, 142, 144, 154, 171-2, 190, 201
   anticorpos antiendomísio, 118
   anticorpos antiendomísio (EMA), exame de, 94-5, 97, 197
   anticorpos antigliadina, 10, 49, 54, 152, 190, 196
   anticorpos antigliadina (AGA), exame de sangue, 91-2
   anticorpos IgA, 70, 201
   anticorpos IgG, 58, 91-5, 201

antigliadina, exames resultado "falso positivo", 64
antitransglutaminase tecidular (tTG), exame para, 95-6
arginina, 53
armazenamento de alimentos, 46
arroz, 205
artrite reumatoide, 152-5
árvore genealógica, 82
atrofia vilosa, 202
autismo, 179-82, 231
aveia, 25, 124-5, 18
aves domésticas, 11
azia, 78

bainha de mielina, 150, 184
baixa estatura, 47, 75
bebidas, 113
biópsia intestinal, 34-5, 197

caçadores-coletores, 45, 139
café, 113
cálcio, 105, 119-20, 162
câncer, 63, 66, 82, 130-41, 156-7
    e anormalidades da insulina, 140
    e má absorção, 139
    e vícios, 136-7
    exorfinas e desenvolvimento de, 135
    limites do nosso conhecimento do, 131-2
    na doença celíaca, índices de, 138-9
    o glúten aumenta o risco de, 134
    o que sabemos sobre, 132-4
    riscos do uso de opiáceos no, 138
carboidratos, 117
carne, 111
carne de veado, 111

cartões de restaurante, 116
caseína, 138-9
casomorfinas, 138
células de memória, 144
células exterminadoras naturais, 135, 156
centeio, 49, 188
cereais
    com glúten, 24-5
    e caçadores-coletores, 45-6
    evolução dos, 48-9
    genética dos, 50-1
    incompatibilidade com as pessoas, 41-2
    mudança para a agricultura, 46-7
    não digeridos, 54
    propagação do grão romano, 50
    seleção natural, 42-5
cevada, 49
chá, 113
cirrose, 152
Codex Alimentarius, 127-8
colágeno, 161
colite microscópica, 191
colite ulcerativa, 191
comida que consola, 46, 134
comportamento, 173
convulsões, 177-8
Cordain, dr. Loren, 55, 232-3
crenças a favor do consumo dos cereais, 41-2
Crescente Fértil, 203
critérios de Roma, 187
cromo, deficiência de, 151
cuidados dentários, 106
curva glicêmica, 105

dapsona, 109

deficiência de fósforo, 164-5
densidade óssea, 48, 164, 166, 168
densitometria óssea, 104-5
depressão, 173
dermatite herpetiforme, 65-6, 98-9, 109, 128, 230
dermatose IgA, 98-9
desafio do glúten, 89-90
desafio retal, 96-8
desintoxicação, 102
dessensibilização, terapias de, 107
diabetes melito insulinodependente (DMID), 145, 148-50, 201
diabetes tipo 1, 105
diabetes tipo 2 (não insulinodependente), 151
diagnóstico, 37
Dicke, dr. Willem Karel, 34, 229-30
dieta com baixo teor de colesterol, 111
dieta dos chimpanzés, 43
dieta ocidental, 89
dieta rotativa, 115-6
dieta sem glúten, 31, 38-9, 100, 101, 156-7, 188
   acompanhamento esclarecido, 102-6
   benefícios da, 204-5
   cuidados nutricionais, 106-9
   modelo de menu, 114
   nutrição excelente com a, 109-16
   perigos na alimentação, 124-9
   reversão e prevenção de doença autoimune com, 201
   suplementos dietéticos, 116-24
   vício do glúten, 101-2
digestão, 53
Dinamarca, 50
dislexia, 175

dissacarídeos, 90
distúrbios mentais e o glúten, 169
   anticorpos antiglúten que atacam o cérebro, 171-2
   autismo, 179-82
   efeitos do glúten na saúde mental, os, 169-70
   epilepsia, 177-8
   ergotismo, 172-3
   esclerose múltipla, 182-4
   humor, comportamento, psicologia, 173-7
   série de efeitos neurológicos do glúten, 170-1
doença celíaca, 25-6, 59, 187, 195
   acompanhamento, 37-9
   atípica, 62-3
   avanços na pesquisa da, 35
   biópsia do intestino delgado para diagnóstico de, 87-9
   clássica, 60-2
   desafio retal para diagnóstico da, 96-8
   doenças autoimunes frequentemente encontradas na, 210
   e má absorção, 33-5, 139
   e osteoporose, 163-5
   e vício, 136-7
   índices de câncer na, 138-9
   latente, 64
   mortes de, 50-1
   mudança de sintomas na, 28-9
   novo conhecimento da, 31-4
   relação com o trigo, 229-30
   redefinição da, 34-5
   sensibilidade ao glúten, aplicabilidade da pesquisa sobre a, 68-9
   silenciosa ou assintomática, 63

sinais e sintomas da, 206-7
tipos de sensibilidade na, 66-8
tratamento, 36-7
doença de Crohn, 189-90
doença de Duhring. *Ver* dermatite herpetiforme
doenças autoimunes e o glúten, 142-3, 157-8
   artrite reumatoide, 152-5
   diabetes, 148-51
   doença do fígado, 152
   encontradas na doença celíaca, 156, 210
   e mimetismo molecular, 144-7
   e sensibilidade ao glúten, 147
   modelo de dieta para tratamento de, 156-7
   relação com o glúten, 143-4
   reversão e prevenção com dieta sem glúten, 201
   doença autoimune da tireoide, 147-8
doenças intestinais e o glúten, 185-6
   colite microscópica e ulcerativa, 191
   doença de Crohn, 189-90
   enterite, 190-1
   gânglios linfáticos inchados, 191
   infecções intestinais, 189
   posição sobre doenças intestinais, 191-2
   síndrome do intestino irritável (SII), 187-8
Dohan, dr. F. Curtis, 176, 182, 198, 230-1
Donaldson, dr. S. S., 139
dores de cabeça grave/enxaqueca, 176-7
DQ2, 51
DQ8, 51
duplo-cego com cruzamento, 198

efeito placebo, 197-8
eixo hipotalâmico-hipofisário-adrenal (HHA), 135
elastina, 196
endoscopia, 87-8
enterite, 132-3, 190-1
enzimas, 53
epilepsia, 177-8
epítopo, 144
ergotamina, 177
ergotismo, 172-3
esclerose múltipla, 150, 182-3
espinha bífida, 82
esquizofrenia, 170, 176-7, 230-1
esteroides, 108-9
exame de absorção de açúcar, 90-1
exame de sangue, 37, 51, 63, 70, 91
   anticorpos antiendomísio, 94-5
   anticorpos antigliadina, 91-2
   anticorpos IgA, 94
   antitransglutaminase tecidular, 95-6
   importância dos exames de AGA, 91-4
   ELISA IgG, 97, 104
exame de sensibilidade ao glúten, 85-100, 203
exame genético, 99-100
exames oftalmológicos, 106
exames para sensibilidade ao glúten, 85
   biópsia de pele, dermatite herpetiforme e dermatose IgA, 98-9
   biópsia do intestino delgado, 87-9
   desafio do glúten, 89-90
   desafio retal, 96-8
   dieta sem glúten para exame positivo, 100
   exame de sangue, 91-6

Índice remissivo

exame genético, 99-100
marcadores HLA, 86-7
respostas encontradas nos marcadores
    genéticos HLA-DQ, 86-7
exorfinas, 46, 134-5

falta de ar, 79
fatores de risco, 70
  baixa estatura, 75
  checkups médicos regulares, 76-7
  histórico médico, 77-80
  obesidade, 76
  perguntas de autoexame, 71-5
ferro, 120-1
  deficiência de, 76
fígado, doença do, 152
fígado, exame para o funcionamento
    do, 105-6
Fine, dr. Kenneth, 86
fístulas, 189
fitato, 161
folato, 77
fontes de contaminação, 129
formadores de ossos, 164, 167
fraturas de bacia, 159, 162
frutas, 110
frutas cítricas, 113
frutos do mar, 113
Fu, 127
fungos do centeio, 172

gânglios linfáticos inchados, 191
Gee, dr. Samuel, 33, 228-9
genética, 50
germes, 200-1
Gibbons, dr. R. A., 33, 338-9
glândula paratireoide, 118-9, 164-6

glutamina, 53, 202,
glúten
  aumento do risco de câncer por, 134
  como ele causa doenças, 24-5
  doenças autoimunes e, 143-58
  doenças intestinais e, 185-93
  distúrbios mentais e, 169-84
  e germes, 200-1
  osteoporose e, 159-68
  e vírus, 200
  em produtos farmacêuticos, 108
  fontes ocultas de, 1208-9
  natureza viciante do, 38, 101-2
  problemas de saúde associados ao,
      211-26
  vestígios de, 107-8
glutenina, 49, 196
gluteomorfina, 171
GMS, 127
gorduras, 110-1, 166-7
granel, a, 129
grão romano, 50
grãos do norte, 49
grupo de risco, 80-4
grupos de apoio, 102-3

Hadjivassiliou, dr. M., 36
hematomas, 55
hepatite, 152
hiperglicemia, 105
hipersensibilidade retardada, 56-7
hipocalcemia, 119
histórico de trabalho, 82
histórico médico, 77-80
HLA (antígenos leucocitários
    humanos), 36, 51, 86-7
HLA-B8, 51

HLA-DQ2, 86
HLA-DQ8, 86
homocisteína, 76
HPT, 164
humor, 173

infecções intestinais, 189
infertilidade, 52
inflamação, 54
infrarregulação, 156
insulina, 112
intestino delgado, biópsia do, 87-8
Itália, 203-4

Karoulus, dr. Herbert, 175

L-glutamina, 202
Lancet (jornal), 183
laticínios, 24, 27, 113, 138, 150
leite de vaca, 58
leveduras, 113
LSD, 177

má absorção, 33-5, 139
MacDougall, Roger, 182-3
magnésio, 118-9, 164-5
Marsh, dr. Michael N., 36, 69, 88, 96
Matheson, dr. Norman, 183-4
Matthews-Larson, Joan, 175-6
Meillon, dr. Ross, 82-3
menu, exemplo de, 114
milho, 58, 108, 109, 112-3
mimetismo molecular, 144
    condições necessárias para ativar o, 146-7
    germes e, 146

problemas com a circulação de anticorpos contra o glúten e, 145-6
minerais, deficiências, 78-9
moluscos e crustáceos, 111
mucosa, 54-5
mudanças de paradigma, em pesquisa, 200-5
mudanças no abastecimento alimentar, 58
Mullis, dr. Kary, 44
Murray, dr. Joseph, 187

novas perspectivas, 200-5
novo conhecimento, 31-4
nutrientes essenciais, 52-3
nutrientes, deficiência de, 139

obesidade, 76
óleos, 110-1
óleos ômega-3, 111, 117
óleos ômega-6, 111
óleos ômega-9, 111
opiáceos, 135, 138
opioides, 102, 134, 135, 156
ossos, 163
osteoblastos, 164, 167
osteocalcina, 161-2
osteomalacia, 166
osteoporose, 167
    definição, 163
    e glândulas paratireoides, 165-6
    e glúten, 159-60
    em não sensíveis ao glúten, 161
    em pacientes celíacos, causas de, 163-4
    glúten, vitaminas e saúde dos ossos, 161-2

impacto do envelhecimento e dos hormônios sexuais na saúde dos ossos, 167
ossos são tecidos vivos, 163
osteomalacia e glúten, 166
ouvido médio, doença do, 27
ovos, 111

padaria, 129
peixe, óleo de, 111
pele, biópsia de, 98-9
pensadores pioneiros, 227-33
peptídeos, 53, 102, 173
permeabilidade intestinal, 54, 55-56, 57, 102, 115, 145, 154, 184
pesquisa, 194-5
    futura, 195-7
    novas perspectivas e mudanças de paradigma, 200-5
problemas com os métodos atuais, 197-9
pesquisadores, 227-33
pirâmide alimentar (USDA), 28, 160
potássio, 121-2
PPH, 127
PPT, 127
pressão arterial baixa, 77-8
problemas de aprendizagem, 175
progresso, em pesquisa, 195
proteína, 24-5, 43-5, 111-2
    animal, 43-5, 111-2
    alimentar, 53
    de cereais não digerida, 54
    reservas de, 49
psoríase, 157
PVH, 127
PVT, 127

quercetina, 86, 89
questionário de autoexame, 48-51
quinoa, 180

Randolph, dr. Theron, 175
rastreamento da população, 203-4
reação cruzada. *Ver* mimetismo molecular
Reading, dr. Chris, 31, 82, 139
refluxo esofágico, 78
refrigerante, 113
Reichelt, dr. K. L., 181-2, 231-2
respiração ruidosa, 79
retirada, 102
revestimento do intestino, 54
rotulação de alimentos, 127-8

sangramento, 78
seleção natural, 42-4
selênio, 120
Selye, dr. Hans, 30, 107
senilidade, 170-1
sensibilidade ao glúten, 24, 50, 56, 189-90
    aplicabilidade da pesquisa sobre doença celíaca à, 68-9
    e doença autoimune, 147-58
    não celíaca, 27-8
    redefinição da, 35-6
    tolerância a, 29-31
sensibilidade não celíaca ao glúten, 27-8, 64, 187
Seven Weeks to Sobriety (Matthews-Larson), 175
Shattock, dr. Paul, 181, 231
sinais de alerta, 76-7
síndrome de adaptação geral, 30

síndrome de Down, 82
síndrome do intestino irritável (SII), 187-8
sistema imunológico, 24-5
   e câncer, 135
   e mimetismo molecular, 144
   hipersensibilidade retardada do, 56-7
   proteínas HLA do, 51-2
sistema Marsh, 88-9
soja, 104, 112, 113, 149, 150, 204
sprue celíaco, 25, 62
Stefansson, dr. Vilhjalmur, 228
suplementos, 116-24

tamanho do cérebro, 47
Tanchou, dr. Stanislas, 227-8
temperos, 110
teorias, 194
tireoide
   doença autoimune da, 147-8
   exames da, 105
tosse, 79
translocação bacteriana, 56
transporte ativo, 164
transtorno de déficit de atenção (TDA), 174
tratar as causas, 199
trigo, 23-4, 48-9, 58, 188, 229-30

vacinação precoce, 57
vantagem seletiva, 43-5
vazamento intestinal, 54, 55, 57-8, 90, 92, 102, 115, 145, 184, 202
vegetais, 110
vegetais crucíferos, 110
viciados em heroína, 136
vilosidades, 87-8, 125, 186
vírus, 200
vísceras, 112
vitamina A, 123
   deficiência de, 123, 162
vitamina B, 77, 122-3
vitamina B_6, 122-3
vitamina B_{12}, 117
vitamina C, 117, 161
   deficiência de, 78
vitamina D, 124, 164, 166
vitamina E, 122
vitamina K, 161-2
   deficiência de, 78, 161-2

Wakefield, dr. Andrew, 181

Your Family Tree Connection (Meillon & Reading), 82